Nyuydzedze Stanley Sunjo
Nsagha Dickson Shey
Sylvester Ndeso Atanga

Preditores de pneumonia adquirida na comunidade

Nyuydzedze Stanley Sunjo
Nsagha Dickson Shey
Sylvester Ndeso Atanga

Preditores de pneumonia adquirida na comunidade

em crianças com menos de 5 anos na divisão de Fako, Camarões

ScienciaScripts

Imprint
Any brand names and product names mentioned in this book are subject to trademark, brand or patent protection and are trademarks or registered trademarks of their respective holders. The use of brand names, product names, common names, trade names, product descriptions etc. even without a particular marking in this work is in no way to be construed to mean that such names may be regarded as unrestricted in respect of trademark and brand protection legislation and could thus be used by anyone.

Cover image: www.ingimage.com

This book is a translation from the original published under ISBN 978-620-8-01119-2.

Publisher:
Sciencia Scripts
is a trademark of
Dodo Books Indian Ocean Ltd. and OmniScriptum S.R.L publishing group

120 High Road, East Finchley, London, N2 9ED, United Kingdom
Str. Armeneasca 28/1, office 1, Chisinau MD-2012, Republic of Moldova, Europe
Printed at: see last page
ISBN: 978-620-3-27134-8

RESUMO

Antecedentes:

A pneumonia adquirida na comunidade (PAC) é um importante problema de saúde pública e uma das principais causas de morbilidade e mortalidade em crianças com menos de 5 anos de idade em todo o mundo. De acordo com as estimativas da Organização Mundial de Saúde (OMS), 156 milhões de novos casos de pneumonia ocorrem anualmente em todo o mundo em crianças com menos de cinco anos, sendo que 95% destes casos ocorrem em países em desenvolvimento. A vacina pneumocócica conjugada 13-valente é a principal estratégia de intervenção para prevenir novas infecções. Embora as vacinas estejam a ser utilizadas desde 2011 nos Camarões, as infecções do trato respiratório inferior continuam a ser as principais causas de morbilidade e mortalidade. Os factores associados às infecções por pneumonia foram mapeados em alguns países. No entanto, não foi identificado nenhum estudo na região. Por conseguinte, este estudo teve como objetivo avaliar as tendências das infecções do trato respiratório inferior e os factores de risco da PAC na Divisão Fako.

Métodos:

Neste estudo, foi utilizado um desenho de estudo retrospetivo, de caso-controlo. Foi utilizada uma ferramenta de extração de dados para identificar crianças com menos de 5 anos de idade com um episódio de pneumonia a partir dos registos de consultas de dois hospitais públicos terciários na Divisão de Fako e entrevistadas nos seus agregados familiares. As tendências das infecções do trato respiratório inferior foram estimadas a partir dos dados recolhidos utilizando a ferramenta de extração de dados. Foram realizados modelos de regressão logística bivariada e multivariada para identificar os factores associados à pneumonia.

Resultados:

A prevalência de ITRI é, em média, mais elevada entre setembro e fevereiro. A prevalência de ITRI na Divisão de Fako foi de 2,8%, com uma prevalência mais elevada (5,56%) entre as crianças com menos de 5 anos. Os factores associados à pneumonia na Divisão de Fako foram: sobrelotação (**aOR 3,001, p-valor <0,001**,), contacto com alguém com tosse (aOR 2,970, *p-valor* <0,001), tabagismo passivo (aOR 2,560, *p-valor* <0,003) e idade da criança (<24 meses) (aOR 1,153, *p-valor* 0,042.

Conclusões: A pneumonia é uma infeção comum em crianças com menos de 5 anos de idade. A prevalência de pneumonia em crianças <5 anos foi de 5,56%, superior à prevalência média na Divisão Fako. A sobrelotação, o tabagismo passivo, o contacto com alguém com sintomas de tosse e a idade da criança <24 meses estão associados à pneumonia na Divisão de Fako.

Palavras-chave: Pneumonia adquirida na comunidade, Infecções do trato respiratório inferior, sobrelotação.

LISTA DE ABREVIATURAS

SIDA	Síndrome de Imunodeficiência Adquirida
ANC	Clínica pré-natal
BRH	Hospital Regional de Buea
PAC	Pneumonia adquirida na comunidade
PAI	Programa Alargado de Imunização
VIH	Vírus da Imunodeficiência Humana
UTI	Unidade de Cuidados Intensivos
AIDPI	Gestão Integrada das Doenças da Infância
LRH	Hospital Regional do Limbe
ITRN	Infecções do trato respiratório inferior
ODM	Objectivos de Desenvolvimento do Milénio
PCV-13	13 Valent Vacina pneumocócica conjugada
VSR	Vírus sincicial respiratório
U5MR	Rácio de mortalidade de menores de 5 anos
OMS	Organização Mundial de Saúde

ÍNDICE DE CONTEÚDOS

CAPÍTULO UM
INTRODUÇÃO

1.1 Antecedentes do estudo

A pneumonia adquirida na comunidade (PAC) é uma grande preocupação de saúde pública e uma das principais causas de morbilidade e mortalidade em crianças com menos de 5 anos de idade em todo o mundo [1]. A pneumonia continua a ser a principal causa infecciosa de morte entre as crianças com menos de cinco anos, matando quase 2 500 crianças por dia. Foi responsável por aproximadamente 16% dos 5,6 milhões de mortes de crianças com menos de cinco anos, matando cerca de 900 000 crianças em 2016, a maioria das quais com menos de 2 anos de idade [2]. De acordo com estimativas da Organização Mundial de Saúde (OMS), 156 milhões de novos casos de pneumonia ocorrem anualmente em todo o mundo em crianças com menos de cinco anos. 95% desses casos ocorrem em países em desenvolvimento. [1,3]. Globalmente, dos 6-7 milhões de mortes de crianças com menos de 5 anos em 2010, 64,0% (4,879 milhões) foram atribuídas a causas infecciosas. Nas crianças mais velhas, a pneumonia, a diarreia e a malária foram as causas mais mortíferas, respetivamente [5]. O peso global das mortes de crianças com menos de 5 anos de idade diminuiu em 2 milhões entre 2000 e 2010 (mortalidade por todas as causas em menores de 5 anos e especificamente associada a pneumonia e diarreia) [5,6]. No entanto, estas doenças continuam a ser as principais causas de mortes evitáveis e são responsáveis por cerca de 30% de todas as mortes de crianças a nível mundial [7]. Assim, a consecução do Objetivo de Desenvolvimento do Milénio 4 e do objetivo a mais longo prazo de reduzir a mortalidade infantil para 20 mortes ou menos por 1000 nados vivos em todos os países até 2035 [8] requer uma diminuição substancial da mortalidade por infecções do trato respiratório inferior (pneumonia), diarreia e malária. As infecções do trato respiratório inferior ocupam o segundo lugar[nd] entre as principais causas de mortalidade nos Camarões [10]. Apesar de tudo o que foi dito e feito, os Camarões ainda têm uma elevada taxa de mortalidade de crianças com menos de 5 anos

(U5MR) de 88 por 1000 nados vivos, sendo que apenas cerca de 28% das crianças com menos de 5 anos com suspeita de pneumonia são levadas às unidades de saúde [4]. Poucos estudos foram identificados abordando a pneumonia nos Camarões e na região, no entanto, um estudo de base hospitalar realizado por Alexis et al, 2018 sobre factores de risco para infecções respiratórias agudas em crianças menores de cinco anos em Bamenda, relatou uma prevalência de pneumonia de 22,3% (112/512) [9]. Embora existam definições claras, a distinção entre infecções do trato respiratório inferior e pneumonia é frequentemente ambígua, uma vez que os termos são utilizados indistintamente pelos investigadores [11]. Este estudo, portanto, sendo um dos primeiros na região, teve como objetivo quantificar as tendências na prevalência de infecções do trato respiratório inferior na Divisão de Fako e identificar os preditores da PAC, que é um dos principais contribuintes para a mortalidade de menores de 5 anos em todo o mundo [12,13].

A pneumonia pode afetar pessoas de todas as idades, mas as crianças com menos de 5 anos, os adultos com mais de 65 anos e as pessoas imunocomprometidas tendem a estar em maior risco, sendo que a maior parte da mortalidade por pneumonia (81%) ocorre nos primeiros dois anos de vida nos menores de 5 anos [9]. A PAC tem sido associada a vários factores de risco ambientais e relacionados com a criança que contribuem para aumentar a incidência e/ou a gravidade da doença [1,3]. Um estudo realizado por Antoni, T., e colegas constatou que os seguintes factores estão associados a um risco acrescido de PAC em adultos europeus: idade (≥65 anos), sexo masculino, doenças crónicas pré-existentes (doença respiratória crónica ou VIH), factores associados ao estilo de vida, como o tabagismo, o abuso de álcool, o baixo peso, o contacto regular com crianças e uma má higiene dentária [14]. As condições co-mórbidas, incluindo as doenças respiratórias e cardiovasculares crónicas, a disfagia, o VIH ou a doença renal ou hepática crónica, aumentam o risco de PAC duas a quatro vezes. No entanto, no grupo etário com menos de 5 anos, Alexis e colegas em 2018 identificaram a infeção pelo VIH OR 2,76 (1,05-7,25), a fraca educação materna, a exposição ao fumo da madeira, o tabagismo passivo OR 3,5 e o contacto com alguém que tem tosse 3,37 como factores significativamente associados ao desenvolvimento de infecções respiratórias agudas num estudo de base hospitalar no Hospital Regional de Bamenda [9]. A idade, o género, o estado de imunização, o estado nutricional, a idade dos pais, a frequência escolar e a sobrelotação não foram considerados factores significativamente associados [9]. O mapeamento dos factores associados à pneumonia adquirida na comunidade na divisão de Fako, na região sudoeste, é importante para a realização de intervenções que abordem os principais factores responsáveis pela pneumonia na região. Por conseguinte, este estudo propôs-se investigar, como um dos seus objectivos, os factores associados à PAC na comunidade.

Vários agentes patogénicos causam pneumonia, sendo os mais comuns bacterianos (por exemplo, *Streptococcus pneumonia, Haemophilus influenza tipo b* (Hib)) ou virais (por exemplo, vírus sincicial respiratório (RSV)) [11]. A bactéria *Streptococcus pneumonia* é uma das principais causas de pneumonia [38] e de outras doenças como a meningite [13]. A maioria dos países em desenvolvimento com um elevado peso da morbilidade e mortalidade associadas a infecções agudas do trato respiratório ainda não dispõe dos dados necessários sobre o peso real, a epidemiologia e a etiologia das infecções respiratórias agudas (IRA) nos seus territórios [28]. A eficácia da vacina pneumocócica conjugada (PCV) na prevenção da pneumonia está bem estabelecida [39, 40]. A OMS recomendou a adoção da PCV em programas de vacinação nos países em desenvolvimento com elevadas taxas de mortalidade por pneumonia [34]. Seguindo estas recomendações, a vacina pneumocócica conjugada 13-valente (PCV13) foi introduzida no programa alargado de imunização (EPI) dos Camarões em julho de 2011 [13] como uma estratégia eficaz para combater a mortalidade infantil devida a pneumonia e outras infecções associadas do trato respiratório. Para avaliar a forma como os programas nacionais estão a progredir no sentido da redução do peso da doença, Torres, A., e colegas, 2013, sublinham a imperatividade de estabelecer sistemas de vigilância adequados capazes de: medir este peso, descrever as suas tendências epidemiológicas e avaliar em pormenor as etiologias subjacentes e os agentes patogénicos envolvidos.

A PCV13 confere imunidade de proteção contra 13 serotipos de microrganismos causadores de pneumonia [16]. Devido à elevada morbilidade e mortalidade por infecções do trato respiratório inferior nos Camarões (segunda entre as principais causas de morbilidade e mortalidade) [11]. É essencial identificar as tendências das infecções do trato respiratório inferior como meio de avaliar estratégias destinadas a controlar o peso destas infecções. O estatuto de vacinação, de acordo com um estudo realizado por Alexis et al, 2015 em Bamenda, revelou que o estatuto de imunização tem uma associação não significativa com a infeção por pneumonia. As informações sobre as tendências das infecções do trato respiratório inferior e os factores associados à PAC em crianças com menos de 5 anos de idade fornecem provas sobre a necessidade de estratégias de intervenção adicionais para combater eficazmente a morbilidade e a mortalidade associadas às infecções do trato respiratório inferior.

1.2 Declaração do problema

As infecções do trato respiratório inferior são a segunda maior causa de morbilidade e mortalidade nos Camarões [10]. As intervenções para controlar a prevalência da pneumonia nos Camarões foram melhoradas [13]. A intervenção mais importante é a introdução da PCV13, a vacina contra o haemophilus influenza B, no âmbito do PAV. No entanto, as infecções do trato respiratório inferior continuam a ser uma das principais causas de morbilidade e mortalidade nos Camarões [10]. Foi identificada uma grande variedade de factores associados à pneumonia em crianças com menos de 5 anos de idade, no entanto, tais estudos não foram realizados na região para mapear os factores que predispõem as crianças à pneumonia na região sudoeste dos Camarões. As vacinas pneumocócicas conjugadas estão a ser utilizadas em todo o mundo. Espera-se que as tendências na prevalência da pneumonia diminuam devido a essas intervenções [47].

1.3 Justificação do estudo

Apesar das intervenções implementadas para controlar e gerir as infecções pneumocócicas, estas continuam a ser um importante problema de saúde pública em muitos países em desenvolvimento (Camarões). Identificar os factores responsáveis pela ocorrência contínua destas doenças no grupo mais vulnerável (menores de 5 anos) é um passo fundamental para controlar estas infecções. A maioria dos estudos anteriores sobre os factores associados à pneumonia infantil nos Camarões foram realizados em hospitais. O estudo teve como objetivo utilizar uma revisão retrospetiva de ficheiros e uma conceção de caso-controlo para identificar as tendências das infecções pulmonares e os factores associados à pneumonia adquirida na comunidade em crianças com menos de 5 anos de idade na Divisão de Fako. A identificação dos factores de previsão da pneumonia adquirida na comunidade em crianças é um passo fundamental na conceção de programas de promoção da saúde e de outras intervenções para abordar os factores significativos da PAC. O estabelecimento de dados sobre as tendências da prevalência da PAC na Divisão de Fako em crianças com menos de 5 anos de idade fornecerá informações que corroboram os factores que predispõem as crianças para a PAC, o que também é essencial para o controlo sazonal e o desenvolvimento de políticas e estratégias baseadas em provas para abordar a mortalidade infantil e das crianças por pneumonia na região.

1.4 Questões de investigação

1. Quais são as tendências da prevalência da pneumonia na Divisão Fako?
2. Que factores de risco são responsáveis pela pneumonia adquirida na comunidade em crianças com menos de 5 anos na Divisão Fako?
3. Qual é a prevalência da pneumonia adquirida na comunidade na Divisão Fako?

1.5 Hipóteses

1. Verifica-se uma diminuição das tendências da pneumonia adquirida na comunidade.
2. O sexo, o peso à nascença, a prematuridade, o aleitamento materno exclusivo (6 meses), o estado nutricional, o estado vacinal, o estado de VIH, o nível de escolaridade da mãe, a exposição ao fumo da madeira, o tabagismo passivo, a profissão da mãe, o contacto com alguém com tosse, são factores de risco associados à pneumonia adquirida na comunidade.
3. Verifica-se uma diminuição da prevalência da pneumonia adquirida na comunidade.

1.6 Objectivos

1.6.1 Objetivo geral

Determinar as tendências da prevalência da pneumonia e os factores associados às infecções por pneumonia adquiridas na comunidade em crianças com menos de cinco anos de idade.

1.6.2. Objectivos específicos

i. Determinar as tendências da prevalência da pneumonia na Divisão Fako.

ii. Avaliar os factores associados à pneumonia adquirida na comunidade em crianças com menos de 5 anos de idade na Divisão Fako.

iii. Determinar a proporção da população diagnosticada com pneumonia na Divisão de Fako.

1.7 Quadro concetual

O quadro concetual descreve a relação entre os possíveis factores de risco da pneumonia e a pneumonia em crianças com menos de 5 anos de idade. Estudos anteriores sobre os factores de risco associados à PAC em crianças, realizados noutros países, identificaram os seguintes factores: estado de VIH, estado de imunização, tabagismo passivo, sobrelotação, exposição ao fumo da madeira, fraca educação materna (nenhuma ou apenas primária), contacto com alguém que tem tosse, amamentação, idade dos pais, prematuridade como factores de risco para a pneumonia em crianças com menos de 5 anos.

Em estudos anteriores, verificou-se que os factores acima referidos aumentam substancialmente o risco de infecções pneumocócicas em crianças com menos de 5 anos de idade.

Figura 1: Quadro concetual

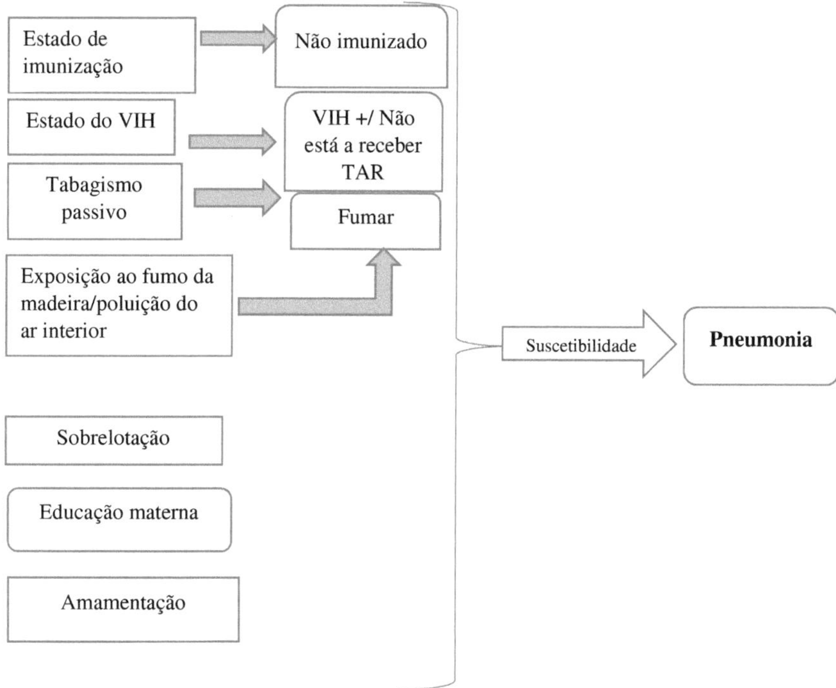

1.8 Âmbito do estudo

Este estudo centrou-se em crianças com menos de 5 anos de idade diagnosticadas nos Hospitais Regionais de Limbe e Buea com pneumonia adquirida na comunidade no departamento pediátrico ambulatório. As crianças com menos de 5 anos da vizinhança dos casos foram amostradas como controlos. O estudo excluiu as crianças hospitalizadas com pneumonia na altura da recolha de dados, uma vez que esta poderia ter sido desenvolvida como uma infeção nosocomial.

No entanto, as pessoas diagnosticadas com pneumonia de todas as idades também foram incluídas na parte do estudo que consistia na análise retrospetiva dos processos, para obter informações sobre as tendências da prevalência da pneumonia.

1.9 Limitações do estudo

O diagnóstico de pneumonia nas crianças do grupo de controlo baseou-se nos sinais e sintomas relatados pelos prestadores de cuidados ou tutores. Pode haver um viés de memória na comunicação dos sintomas de pneumonia nas crianças pelos prestadores de cuidados.

Não foram encontrados registos ambulatórios para alguns anos e alguns dos registos estavam incompletamente preenchidos, no entanto, aqueles com informação incompleta não foram incluídos no estudo.

CAPÍTULO DOIS
REVISÃO DA LITERATURA

2.1 Etiologia da Pneumonia

A pneumonia é uma forma aguda de infeção aguda do trato respiratório em que os alvéolos pulmonares ficam cheios de líquido, causando uma respiração dolorosa e limitando a ingestão de oxigénio [18]. A pneumonia tem muitas causas possíveis, mas as mais comuns são as bactérias e os vírus.

Os agentes patogénicos bacterianos comuns incluem *Streptococcus pneumoniae*, *Haemophilus influenza* tipo b, *Staphylococcus aureus*. Os agentes patogénicos mais encontrados nas culturas de sangue incluem: *Staphylococcus aureus, Streptococcus pneumoniae* e *Klebsiella* pneumoniae [19].

Os agentes virais incluem: vírus sincicial respiratório (RSV), citomegalovírus (CMV) e, nalguns casos, agentes fúngicos [11,19]. Estes variam de acordo com vários factores, incluindo;

Idade (por exemplo, o VSR afecta geralmente crianças com menos de 2 anos) [18], *Streptococcus pneumonia* é o agente causal mais comum em crianças de países em desenvolvimento [20,21].

Estado do VIH; (*Pneumocystis jirovecii* (anteriormente conhecido como *C. Carinii*) A pneumonia é uma infeção oportunista comum e causa de mortalidade em indivíduos seropositivos [22]. Sabe-se que, em alguns casos, ocorrem infecções mistas virais e bacterianas[3].

2.2 Epidemiologia da Pneumonia

A pneumonia mata mais crianças do que qualquer outra doença, mais do que a SIDA, a malária e o sarampo juntos. Mais de 2 milhões de crianças morrem de pneumonia todos os anos, o que representa quase 1 em cada 5 mortes de crianças com menos de cinco anos em todo o mundo [23] no entanto, presta-se pouca atenção a esta doença. A pneumonia é responsável por mais de 2 milhões de mortes por ano em crianças com menos de 5 anos de idade em todo o mundo [3]. A África, em geral, tem o maior peso da mortalidade infantil global (45% da TMM5 global) e 50% da mortalidade mundial por pneumonia neste grupo etário [24]. Em contrapartida, menos de 2% destas mortes ocorrem na região da Europa e menos de 3% na região da América. Mais de 90% de todas as mortes devidas a pneumonia em crianças com menos de 5 anos de idade ocorrem em 40 países [3]. Um facto mais surpreendente, de acordo com as estimativas oficiais da OMS no ano 2000, foi que dois terços de todas estas mortes se concentraram em apenas 10 países: Índia (408 000 mortes), Nigéria (204 000), República Democrática do Congo (126 000), Etiópia (112 000), Paquistão, Afeganistão, China, Bangladesh, Angola e Níger [24]. Embora o número absoluto de mortes seja mencionado acima, não indica a magnitude global do problema nem tem em conta a população em risco. A pneumonia pode afetar pessoas de todas as idades, mas as crianças com menos de 5 anos e os adultos com mais de 65 anos, bem como as pessoas imunocomprometidas, tendem a estar em maior risco [17]. Isto deve-se à redução da imunidade dos idosos e, nos bebés, ao facto de o sistema imunitário ainda estar em desenvolvimento. A nível mundial, estima-se que cerca de 12% dos casos de pneumonia em crianças se tornam graves [6] e que a maioria da mortalidade por pneumonia (81%) ocorre nos primeiros 2 anos de vida das crianças [6].

2.3 Sinais e sintomas de pneumonia

A pneumonia viral tende a desenvolver-se lentamente ao longo de vários dias, ao passo que a pneumonia bacteriana se desenvolve normalmente de forma rápida, muitas vezes ao longo de um dia. A atual estratégia da OMS para o controlo da mortalidade devida a IRA baseia-se fortemente na gestão padronizada de casos, utilizando sinais clínicos simples que demonstraram prever a pneumonia [25]. Vários estudos mostraram que a respiração rápida e o estiramento da parede torácica inferior são os melhores indicadores de pneumonia em crianças com tosse e dificuldade respiratória [45]. No entanto, os sintomas normalmente apresentados incluem:

- Taquipneia, (respiração rápida)
- Desenho da parede torácica inferior,
- Febre alta,
- respiração ofegante
- incapacidade de amamentar
- tosse/dificuldade em respirar [19,25]

2.4 Diagnóstico da pneumonia

Existe uma variedade de testes para a deteção dos micróbios responsáveis pelas infecções pneumocócicas, incluindo cultura, anticorpos aglutinantes a frio, serologia e métodos de base molecular, como os ensaios de PCR, cada um com diferentes caraterísticas de desempenho (sensibilidade, especificidade, valores preditivos positivos e negativos). Além disso, os requisitos nutricionais complexos e o crescimento lento de alguns agentes causadores, como o *Mycoplasma pneumoniae*, em meios de cultura tornam a sua identificação impraticável para a maioria dos laboratórios; além disso, os resultados não estão disponíveis num período de tempo clinicamente relevante [26].

A PAC é possivelmente a doença infecciosa mais importante encontrada na prática clínica. A nível mundial, as infecções do trato respiratório inferior são a principal causa de morte devido a uma doença infecciosa [22]. Os testes de diagnóstico da PAC desempenharam, em tempos, um papel fundamental na seleção de agentes antimicrobianos, nos resultados clínicos e nas medidas de desempenho. No entanto, nos últimos 20 anos, registou-se um declínio no interesse e na perceção da necessidade de análises microbiológicas [22]. Isto deve-se ao facto de a identificação do agente não implicar significativamente a causa da pneumonia. No entanto, o organismo obtido a partir da expetoração é responsável pela pneumonia em 93% dos casos demonstrados em comparação com a aspiração pulmonar ou hemoculturas simultâneas ou subsequentes [23]. As normas contemporâneas para uma análise microbiológica de alta qualidade para PAC incluem 4 componentes: fonte da amostra, potencial patogénico de vários organismos, concentrações de organismos recuperados e influência de antibióticos anteriores. Estes componentes são importantes porque, por exemplo, a fonte da amostra, a amostra mais facilmente disponível e o padrão de diagnóstico na maioria dos casos é a expetoração, que atravessa as vias respiratórias superiores e a saliva colonizada por grandes concentrações de flora normal. Este facto torna as culturas de bactérias e os resultados da coloração de Gram mais complexos e sujeitos a interpretações erradas se não forem tomadas medidas adequadas para evitar a contaminação pela flora oral. As hemoculturas também podem ser efectuadas para diagnosticar a pneumonia em crianças, mas com base nas recomendações das diretrizes pediátricas da PAC, as hemoculturas só devem ser obtidas em crianças que não demonstrem melhoria clínica e naquelas que apresentem sintomas progressivos ou deterioração clínica após o início da terapêutica antibiótica, bem como em crianças que necessitem de hospitalização e em doentes internados que satisfaçam os critérios de alta [27].

A observação do esforço respiratório da criança durante um exame físico é um primeiro passo importante no diagnóstico da pneumonia. Os limiares de frequência respiratória da OMS para identificar crianças com pneumonia são os seguintes

- Crianças com menos de 2 meses; Maior ou igual a 60 respirações/minuto
- Crianças de 2-11 meses: Maior ou igual a 50 respirações/minuto
- Crianças com idades compreendidas entre os 12 e os 59 meses: Maior ou igual a 40 respirações/minuto

A avaliação da saturação de oxigénio por oximetria de pulso também é recomendada no início da avaliação quando estão presentes sintomas respiratórios. Outros testes de diagnóstico incluem:

- Auscultação com estetoscópio
- Culturas

- Serologia
- Radiografia do tórax e
- Ultrassonografia [24]

Reconhecendo o peso da PAC em locais com poucos recursos e a falta de acesso aos cuidados de saúde, a OMS desenvolveu e divulgou uma definição de caso simples para a identificação e tratamento da pneumonia, que pode ser utilizada pelos trabalhadores no terreno em locais com poucos recursos [36, 37]. Baseia-se no princípio fisiológico de que a doença pulmonar parenquimatosa resulta em taquipneia compensatória (respiração anormalmente rápida); por conseguinte, qualquer taquipneia indica indiretamente doença parenquimatosa, incluindo pneumonia. Esta definição de caso é altamente sensível e não requer radiografia de tórax [19]. Este sintoma e outros sintomas-chave, tais como o aperto no peito, etc., serão utilizados no diagnóstico de pneumonia no grupo de controlo deste estudo.

2.4 Tratamento da pneumonia

Foi demonstrado que as diretrizes para o tratamento da PAC em adultos diminuem as taxas de morbilidade e mortalidade. Estas diretrizes foram criadas para ajudar o médico no tratamento de uma criança com PAC. Estas são recomendações feitas nas diretrizes pediátricas de PAC de 2011 [25, 26].

2.4.1 Decisão de gestão do local de prestação de cuidados

Quando é que a hospitalização é necessária?

1. As crianças e os bebés com PAC moderada a grave, definida por vários factores, incluindo dificuldade respiratória e hipoxemia (saturação sustentada de oxigénio, 90% ao nível do mar), devem ser hospitalizados para tratamento, incluindo cuidados de enfermagem pediátricos especializados.
2. É provável que os bebés com menos de 3-6 meses de idade com suspeita de PAC bacteriana beneficiem de hospitalização.

3. As crianças e os bebés com PAC suspeita ou documentada causada por um agente patogénico com maior virulência, como o *Staphylococcus aureus* resistente à meticilina associado à comunidade, devem ser hospitalizados.
4. As crianças e os bebés em relação aos quais existe a preocupação de uma observação cuidadosa em casa ou que não conseguem cumprir a terapêutica ou não podem ser acompanhados devem ser hospitalizados.

Quando é que uma criança com PAC deve ser internada na Unidade de Cuidados Intensivos (UCI)

5. Uma criança deve ser admitida numa UCI se necessitar de ventilação invasiva através de uma via aérea artificial não permanente (por exemplo, tubo endotraqueal)
6. Uma criança deve ser internada numa UCI ou numa unidade com capacidade de monitorização cardiorrespiratória contínua se necessitar de forma aguda de ventilação com pressão positiva não invasiva.
7. Uma criança com insuficiência respiratória iminente deve ser admitida na UCI.
8. Uma criança com taquicardia sustentada, tensão arterial inadequada ou necessidade de suporte farmacológico da tensão arterial ou da perfusão.
9. Uma criança com medições de oximetria de pulso <92% com oxigénio inspirado superior ou igual a 0,50.
10. As pontuações de gravidade da doença não devem ser utilizadas como único critério de admissão na UCI, mas devem ser utilizadas no contexto de outros dados clínicos, laboratoriais e radiológicos [27].

2.5 Tratamento da pneumonia

A exposição aos antibióticos seleciona a resistência aos antibióticos, pelo que se recomenda limitar a exposição aos antibióticos sempre que possível. Assim, na seleção da resistência aos medicamentos, recomenda-se que se limite o espetro de atividade dos antimicrobianos aos que são especificamente necessários para tratar o agente patogénico identificado. Por conseguinte, o tratamento com a duração eficaz mais curta minimizará a exposição dos agentes patogénicos e do microbiota normal aos antimicrobianos, bem como a seleção da resistência. De acordo com Wiersinga, W. J., e colegas. 2018, a duração do tratamento pode, no entanto, depender do agente causador. Os seguintes agentes antimicrobianos são utilizados em crianças:

Para a pneumonia viral,

- ❖ Oseltamivir (Tamiflu) :
  - Mais de 24 meses de idade 4 mg/kg/dia em duas doses durante 5 dias.
  - Mais de 15kg: 60mg/dia, 15kg a 23lg 90mg/dia,
  - Mais de 23kg a 40kg' 120mg/dia (divididos em duas doses para cada grupo).
- ❖ Zenamivir (Relenza): Mais de 7 anos de idade; 2 inalações, 10 mg no total por dose, duas vezes por dia durante 5 dias
- ❖ Amantadina: Crianças de 1-9 anos de idade, 5-8 mg/kg/dia em dose única, em duas doses que não devem exceder.

Para Pneumonia Bacteriana

- ❖ *Streptococcus pneumoniae* : Menor ou igual a 2,0 microgramas/mL ou Ceftriaxona (terapia parentérica) ou Amoxicilina (uso oral)
- ❖ *Stapyhylococcus aureus*: Os medicamentos de eleição são a cefazolina, a penicilina e a oxacilina; em alternativa, pode ser utilizada a clindamicina.
- *Haemophilus influenza*: Ampicilina intravenosa ou, em alternativa, ciprofloxacina intravenosa (27).

2.6 Prevenção da pneumonia adquirida na comunidade

A Infectious Disease Society of America recomenda as seguintes estratégias baseadas em provas para a prevenção da pneumonia adquirida na comunidade;

a) As crianças devem ser imunizadas com vacinas contra agentes patogénicos bacterianos, incluindo *S. pneumonia, Haemophilus influenza tipo b* e tosse convulsa para prevenir a PAC.

b) Todos os bebés com mais de 6 meses de idade e todas as crianças e adolescentes devem ser imunizados anualmente com vacinas contra o vírus da gripe para prevenir a PAC.

c) Os pais e as pessoas que cuidam de bebés com menos de 6 meses de idade, incluindo adolescentes grávidas, devem ser imunizados com vacinas contra o vírus da gripe e a tosse convulsa para proteger os bebés da exposição.

d) A PAC pneumocócica após infeção pelo vírus da gripe é reduzida pela imunização contra o vírus da gripe.

e) Os bebés de alto risco devem receber profilaxia imunológica com anticorpo monoclonal específico do vírus sincicial respiratório (VSR) para diminuir o risco de pneumonia grave e hospitalização causada pelo VSR.[27]

2.7 Factores comummente associados à infeção por pneumonia

2.7.1 Aglomeração de pessoas

Viver em condições de aglomeração promove a transmissão de agentes patogénicos transportados pelo ar. A aglomeração é normalmente medida como o número de pessoas por divisão numa unidade de habitação [28]. A definição de aglomeração requer a definição do espaço habitacional e do número de pessoas num determinado espaço. É difícil medir o espaço do agregado familiar, pelo que são utilizadas as variáveis para definir a aglomeração no agregado familiar: o número de pessoas que vivem com a criança, o número de pessoas que dormem no mesmo quarto que a criança [28].

2.7.2 Poluição do ar interior

Foi documentado que a poluição do ar interior proveniente de combustíveis de biomassa aumenta significativamente o risco de pneumonia em crianças em cerca de 80% [46]. Os níveis de exposição são dinâmicos e cumulativos e é difícil realizar medidas prospectivas durante semanas ou meses antes do desenvolvimento de pneumonia para determinar a poluição do ar interior [28]. O tabagismo passivo é igualmente considerado como outra fonte de poluição para as crianças.

2.7.3 Infeção pelo VIH

A pneumonia é a principal causa de morte e hospitalização, particularmente na África subsariana, onde se concentra a epidemia pediátrica de VIH [41]

As crianças infectadas pelo VIH têm um risco mais elevado de desenvolver pneumonia e uma doença mais grave do que as crianças imunocompetentes. Predominam os agentes patogénicos bacterianos, especialmente *Streptococcus pneumoniae, Staphylococcus aureus* e bactérias Gram-negativas, com taxas crescentes de resistência antimicrobiana. *O Pneumocystis jirovecii* continua a ser uma causa significativa de pneumonia grave em bebés. [41]. Na pneumonia associada à infeção pelo VIH, o tabagismo aumenta o risco de colonização pulmonar, bem como de pneumonia aguda causada por *Pneumocystis jiroveci*, tendo sido documentado que produz uma depressão significativa da função fagocítica dos macrófagos alveolares em doentes infectados pelo VIH, o que sublinha este risco [42].

2.7.4 Estado de imunização da criança

Os Camarões têm um programa de vacinação em curso que inclui a imunização com BCG, DTP, Hep B, HiB, PCV-13, poliomielite, sarampo e febre amarela. Além disso, a vitamina A é administrada juntamente com as vacinas. A vacinação é gratuita; em alguns centros de saúde, os pais pagam apenas uma pequena taxa administrativa pelos seus filhos [17]. Em julho de 2011, a vacina PCV-13 foi lançada a nível nacional. É administrada em três doses; às 6, 10 e 14 semanas de idade [13, 17].

Um estudo realizado por Ellinor, S., et al em 2007 concluiu que se registam reduções significativas nos internamentos por PAC após a introdução da PCV. A PCV13 proporciona uma proteção significativa para a maioria dos serótipos da vacina (13 serótipos). A sua amplitude de proteção contra os serótipos é maior do que a da PCV 7 [43]. A doença pneumocócica invasiva em crianças mais velhas e adultos diminuiu acentuadamente após a introdução, em 2000, da PCV para crianças pequenas [37] .

2.7.5 Poluição do ar interior

Estudos observacionais indicaram que o fumo dos combustíveis sólidos domésticos é um fator de risco significativo que afecta cerca de metade das crianças do mundo.[29].

2.7. 6Educação materna deficiente

A educação materna aumenta a capacidade da mãe para beneficiar de intervenções destinadas a melhorar a saúde da criança. Intervenções como as campanhas de vacinação, a amamentação exclusiva, a frequência dos cuidados pré-natais (ANC) e o aumento do acesso e dos benefícios dos serviços de saúde.

2.7.7 Idade

As infecções pneumocócicas são comuns em crianças com menos de 5 anos de idade e em idosos com mais de 65 anos de idade, bem como em indivíduos imunocomprometidos devido à redução da imunidade [17]. A idade jovem é um fator de risco adicional para a gravidade da pneumonia e a necessidade de hospitalização. A incidência de pneumonia e o risco de pneumonia grave são maiores em bebés e crianças pequenas [39]. As taxas de ataque são de 35-40 por 1000 bebés (idade <12 meses), 30-25 por 1000 crianças em idade pré-escolar (2-5 anos), 15 por 1000 crianças em idade escolar (5-9 anos) e 6-12 por 1000 crianças >9 anos de idade [26]. Os bebés e as crianças pequenas tendem a ter uma pneumonia mais grave, com maior necessidade de hospitalização e maior risco de insuficiência respiratória [39,40]. Embora a idade seja um fator importante na pneumonia adquirida na comunidade, a contribuição deste fator para a pneumonia adquirida na comunidade não foi investigada neste estudo, uma vez que a idade é utilizada como um critério para a seleção e classificação de casos e controlos.

2.7.9 Estado nutricional

A nutrição contribui para a gravidade das infecções agudas do trato respiratório, especialmente nos países em desenvolvimento onde a subnutrição é comum.

2.7.10 Peso à nascença

A OMS, num relatório sobre pneumonia, salientou a importância do baixo peso à nascença na prevalência de infecções respiratórias agudas. Este efeito é mais significativo nos recém-nascidos [9].

2.8 Vacinas pneumocócicas conjugadas

A vacina pneumocócica conjugada (PCV13) protege contra 13 tipos de bactérias pneumocócicas. O CDC recomenda a PCV13 para utilização em bebés, crianças pequenas e adultos com 65 anos ou mais. As crianças mais velhas e os adultos com menos de 65 anos de idade com risco acrescido de contrair doença pneumocócica também podem precisar de uma dose de PCV13 [30]. A PCV foi introduzida em muitos países como uma ferramenta na prevenção de infecções pneumocócicas. A eficácia da PCV na prevenção da pneumonia está bem estabelecida [49, 50] e a OMS recomenda a adoção da PCV nos programas de vacinação dos países em desenvolvimento com elevadas taxas de mortalidade por pneumonia [51]. Após a introdução da PCV 13 no Mali, na Etiópia, no Quénia e nos Camarões, foram atribuídos recursos suficientes para a vacinação a nível nacional nos programas nacionais do PEI. Houve igualmente um forte apoio político e actividades de mobilização social durante a introdução da PCV. [52]. Uma coorte de 9.586 crianças inscritas num estudo realizado por Levy et al, 2017 em França, demonstrou uma diminuição de 25,4% nos casos de PAC e uma diminuição de 30,5% nos casos de PAC hospitalizados [53]. No entanto, um estudo realizado por Ndeso e Bjorn Wallen, 2014, não identificou diferenças no número de casos de pneumonia antes e depois da introdução da PCV13 em Buea. Com mais rapazes a serem afectados do que raparigas [17].

CAPÍTULO TRÊS
MATERIAIS E MÉTODOS

3.1 Descrição da área de estudo

O estudo foi realizado na Divisão Fako da Região Sudoeste dos Camarões. A região (Sudoeste) tinha uma população total de 1.534.232 habitantes em 2015 [28]. A densidade populacional era de 51,80/km^2 em 2005 [28]. As duas principais cidades de Limbe e Buea, com uma população efectiva de 118 210 e 131 325 habitantes, respetivamente [28], foram escolhidas devido à presença de dois hospitais gerais e de populações elevadas, que são representativas da divisão de Fako. Existem duas estações em Fako, a estação das chuvas e a estação seca. A estação das chuvas, que vai de março a outubro, e a estação seca, de novembro a fevereiro.) A temperatura varia entre 20° C e 28° C, enquanto a precipitação anual varia entre 3000 mm e 5000 mm. A temperatura aumenta à medida que se desce da estação de Buea para Muea. Há vários factores por detrás disto. Em primeiro lugar, aplica-se o princípio de "quanto mais alto se vai, mais frio se torna", uma vez que a cidade se situa nas encostas da montanha. Em segundo lugar, algumas zonas têm maior intensidade populacional, atividade e urbanização do que outras. Molyko, por exemplo, tem mais infra-estruturas que reduzem a circulação e a troca de ar [29].

A principal atividade da população da Divisão de Fako é a agricultura, sob a forma de pequenas culturas alimentares e de frutas que abastecem não só o mercado local mas também países vizinhos como o Gabão e a Guiné Equatorial. Duas empresas principais dedicam-se ao cultivo industrial: a Cameroon Development Corporation (CDC), que cultiva e processa chá em Tole, e a Del Monte, que cultiva e embala bananas para exportação. Os habitantes originais de Fako são o povo Bakweri, no entanto, a presença da Universidade de Buea, a disponibilidade de sítios turísticos em Limbe, Buea e a posição de Buea como capital regional levaram a um afluxo de pessoas de outros grupos étnicos [48].

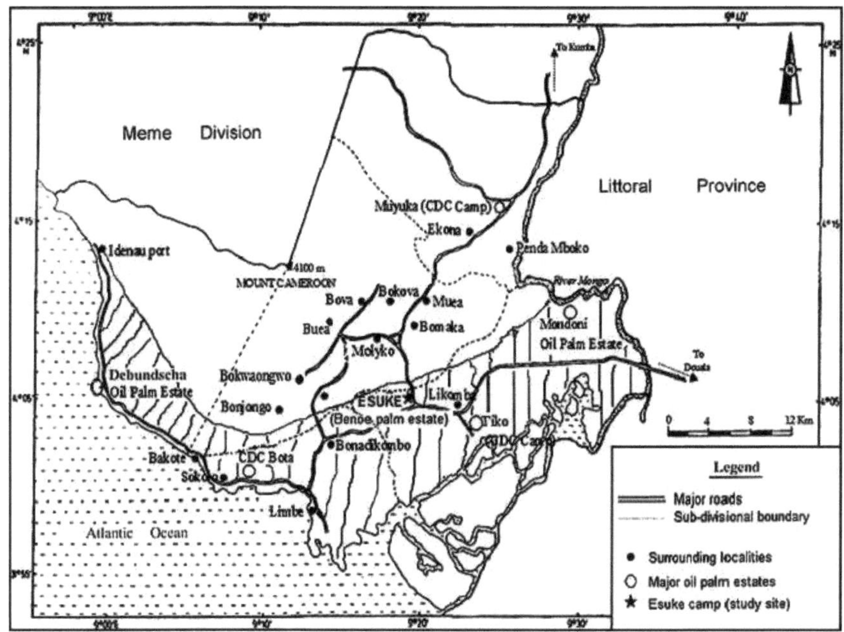

Figura 2: Mapa da divisão de Fako mostrando Buea e Limbe [36].

3.2 Conceção do estudo

O desenho do estudo adotado foi um desenho retrospetivo e de caso-controlo. A fase retrospetiva incluiu uma revisão dos registos hospitalares da unidade de consulta externa dos hospitais regionais de Buea e Limbe. Esta análise consistiu num registo anual do número de casos diagnosticados de pneumonia adquirida na comunidade a partir dos registos de consultas médicas, utilizando a folha de extração de informação do Anexo II. O objetivo era:

- Estabelecer tendências na prevalência da pneumonia

-Identificar e recolher igualmente informações de contacto de crianças com menos de 5 anos (casos) para contactar e entrevistar para obter informações essenciais para determinar os factores de risco associados à PAC. O Anexo III foi utilizado para recolher estas informações dos registos.

Na fase de caso-controlo do estudo, foi utilizado um questionário estruturado para recolher dados sobre as caraterísticas sócio-demográficas e os factores identificados noutros estudos como predispondo as crianças para a pneumonia, tanto nos casos como nos controlos. Os controlos foram selecionados aleatoriamente a partir da vizinhança dos pacientes com casos e emparelhados por idade.

Um caso considerado neste estudo é qualquer criança com menos de 5 anos de idade, diagnosticada com pneumonia no Hospital Regional de Buea ou Limbe por um médico.

3.3 Duração do estudo

O estudo teve início em novembro de 2017 (conceção do tema de investigação) e terminou em junho de 2018 (defesa da tese e entrega da tese final).

3.4 População-alvo

A população-alvo deste estudo foram as crianças com menos de 5 anos de idade, independentemente do seu estado de vacinação. A população-alvo foi localizada nos seus agregados familiares, Os casos foram comparados com os controlos por idade e localização para controlar influências ambientais não identificadas.

3.4.1 Definição de casos

Um caso neste estudo é definido como: qualquer criança com menos de 5 anos de idade diagnosticada com pneumonia no departamento ambulatório dos Hospitais Regionais de Buea e Limbe desde 2016 até ao final da fase de recolha de dados do estudo com registos completos e número de telefone. O diagnóstico de pneumonia nos casos foi efectuado utilizando a Gestão Integrada das Doenças Infantis (GIDI), parâmetros clínicos e resultados de raios X determinados por um médico.

3.4.2 Definição dos controlos

Um controlo neste estudo é qualquer criança com menos de 5 anos de idade com um tutor na vizinhança do caso rastreado por contacto na divisão de Fako ou consultando nos Hospitais Regionais de Limbe ou Buea. Devido a restrições de tempo e de orçamento para entrevistar os controlos e os casos, alguns dos controlos foram amostrados a partir dos registos, ou seja, crianças da mesma área que um caso diagnosticado com outras patologias e não com pneumonia ou infeção do trato respiratório. Isto foi feito para manter a correspondência entre os casos e os controlos. O diagnóstico de pneumonia nos controlos baseou-se no relato do prestador de cuidados sobre os sintomas que a criança poderá ter tido no último mês, utilizando a ferramenta de diagnóstico IMCI.

3.4.3 Seleção de casos

Os casos foram selecionados consecutivamente a partir de registos de consultas externas. Crianças diagnosticadas com infecções por pneumonia adquirida na comunidade nos serviços de consulta externa dos Hospitais Regionais de Buea e Limbe. Todos os casos de doentes com menos de 5 anos de idade, com registos completos (informações de contacto, incluindo número de telefone) foram selecionados e as informações foram recolhidas utilizando o Apêndice III.

3.4.4 Seleção dos controlos

Os controlos foram selecionados aleatoriamente nas casas vizinhas dos casos com crianças com menos de 5 anos de idade. Foi selecionado aleatoriamente um controlo para cada caso entrevistado. No entanto, outros controlos foram identificados a partir de registos de consultas. Crianças diagnosticadas com outras patologias do trato não respiratório nos hospitais regionais de Limbe e Buea.

3.4.5 Critérios de inclusão para os casos

- Crianças com menos de 5 anos de idade com um historial de diagnóstico de pneumonia.
- Criança a quem foi diagnosticada uma pneumonia no Hospital Regional de Limbe ou de Buea.
- Deve satisfazer os critérios de definição do caso.
- Os pais/encarregados de educação dão o seu consentimento para que a criança participe no estudo e fornecem as informações necessárias no questionário.

3.4.6 Critérios de exclusão para Casos

- Crianças com mais de 5 anos nos registos, independentemente do diagnóstico de pneumonia.
- Crianças cujos pais não dão o seu consentimento para participar no estudo
- Crianças de rua sem tutor ou pai para consentir.
- Registos com informações incompletas.

3.4.7 Critérios de inclusão para os controlos

- Criança < 5 anos de idade com um tutor presente na vizinhança do paciente do caso.
- O tutor dá o seu consentimento para a participação da criança no estudo.
- A criança sai na vizinhança do paciente do caso ou consulta no LRH ou BRH
- Criança consultada no Hospital Regional de Limbe ou de Buea com uma infeção ou doença não respiratória.

3.4.7 Critérios de exclusão dos controlos

- O tutor da criança não está disponível
- Livro de consulta não disponível para confirmação do diagnóstico
- O tutor recusa-se a autorizar a recolha de informações sobre a criança.

3.5 Determinação da dimensão da amostra para o estudo de caso-controlo

A dimensão da amostra foi calculada partindo do princípio de que:

80% como potência, Z_β =.84

A um nível de significância de 0,05, Z_α =1,96

r = rácio entre controlos e casos (1:1)

OR= rácio de probabilidades de 2,0

A proporção exposta no grupo de controlo é de 20% ($p_{controlexp}$)

$$n = (\frac{r+1}{r})\frac{(\overline{p})(1-\overline{p})(Z_{\beta}+Z_{\alpha/2})^2}{(p_1-p_2)^2}$$

Proporção de casos expostos ($p_{caseexp}$):

$$p_{case\,exp} = \frac{ORp_{controls\,exp}}{p_{controls\,exp}(OR-1)+1}$$

$$p_{case\,exp} = \frac{2.0(0.20)}{(0.20)(2.0-1)+1} = \frac{0.40}{1.20} = 0.33$$

Proporção média de exposição ($\overline{p}$) = (0,33+0,20)/2=0,265

$$n = (\frac{r+1}{r})\frac{(\overline{p})(1-\overline{p})(Z_{\beta}+Z_{\alpha/2})^2}{(p_1-p_2)^2}$$

$$n = 2\frac{(0.265)(1-0.265)(0.84+1.96)^2}{(0.33-0.20)^2} = 181$$

Por conseguinte, n = 362 (181 casos e 181 controlos)

3.6 Técnica de amostragem

Os registos das consultas externas foram revistos até maio de 2018. Foi calculada a prevalência mensal de pneumonia. Os casos na fase de caso-controlo do estudo foram selecionados aleatoriamente do departamento de ambulatório pediátrico dos Hospitais Regionais de Limbe e Buea com base na disponibilidade de informações de contacto e rastreabilidade. Foi utilizada uma amostragem proporcional para atribuir o número de casos e controlos a amostrar aleatoriamente em Buea e Limbe. Com base nas populações destas duas cidades, foi recolhido um total de 86 casos e 86 controlos em Limbe, e 95 casos e 95 controlos em Buea.

Os casos e os controlos foram entrevistados na comunidade e por telefone, utilizando um instrumento de recolha de dados desenvolvido e pré-testado. Apenas foram avaliados os agregados familiares com uma criança com menos de 5 anos de idade. O consentimento dos pais/encarregados de educação foi solicitado antes da inscrição no estudo. Para os casos entrevistados por telefone, o estudo foi explicado ao encarregado de educação pelo telefone, incluindo as vantagens e desvantagens do estudo e o seu direito de se retirar do estudo a seu bel-prazer.

3.7 Procedimentos do estudo

Foi feita uma análise retrospetiva dos registos de consultas dos serviços de ambulatório, utilizando uma ferramenta de extração de dados concebida para o efeito (Anexo II). Os casos para a fase de caso-controlo do estudo foram igualmente extraídos dos registos utilizando o Apêndice III.

Foi desenvolvido e pré-testado (em Kumba) um questionário para ser utilizado na recolha de informações sobre os factores de risco das infecções pneumocócicas em crianças com menos de 5 anos de idade.

Os casos selecionados a partir dos registos foram contactados e entrevistados e os controlos na sua vizinhança foram também entrevistados. Para manter a mesma fonte de casos como controlos, os controlos correspondentes aos casos entrevistados por telefone foram obtidos dos pais que consultaram os seus filhos no LRH e no BRH. A informação recolhida foi analisada com recurso ao Statistical Package for Social Sciences (SPSS) versão 20.1

3.8 Recolha de dados

A informação sobre os factores de risco foi recolhida através de um questionário (Anexo I). Foi utilizado outro instrumento de recolha de dados (Apêndice II) para analisar os registos disponíveis dos departamentos de ambulatório do LRH e do BRH para estabelecer tendências na prevalência de ITRI.

3.8.1 Pré-teste do instrumento de recolha de dados

A ferramenta de recolha de dados foi pré-testada em Kumba para avaliar possíveis problemas na compreensão das perguntas e para formular melhor as perguntas de modo a obter a informação desejada. Isto também foi feito para avaliar a fiabilidade e a validade das perguntas do inquérito para cumprir os objectivos do estudo e para avaliar a compreensão das perguntas do inquérito por parte dos participantes.

3.8.2 Administração do questionário

Foi solicitado o consentimento dos participantes antes de serem incluídos no estudo. Foi pedido a todos os prestadores de cuidados que assinassem ou aceitassem verbalmente ser entrevistados depois de o estudo lhes ter sido explicado por telefone ou lido pelo encarregado de educação (alfabetizado).

3.9 Gestão de dados e análise estatística

3.9.1 Gestão de dados

Os dados recolhidos foram cruzados diariamente para detetar erros e introduzidos no Microsoft Excel 2013. Foram atribuídos códigos aos questionários dos casos e dos controlos para garantir a confidencialidade da informação recolhida. De igual modo, os nomes dos doentes não foram utilizados nos questionários. Todas as informações recolhidas foram tratadas com rigorosa confidencialidade e sempre fechadas num envelope, fechado numa gaveta. O computador em que a informação foi introduzida estava protegido por uma palavra-passe.

3.9.2 Análise estatística

Os dados introduzidos no Microsoft Excel 2013 foram importados e analisados com recurso ao Statistical Package for Social Sciences (SPSS) versão 20.0. Foram utilizados modelos de regressão logística para determinar a associação entre a variável dependente (pneumonia) e as variáveis preditoras (fatores de risco). A análise do qui-quadrado foi utilizada para determinar a relação entre variáveis categóricas. O Microsoft Excel foi utilizado para a construção de gráficos e figuras.

3.10 Considerações éticas

Foi obtida uma autorização ética do Comité de Análise Institucional (IRB) da Faculdade de Ciências da Saúde da Universidade de Buea. Foi obtida autorização administrativa da delegação regional de saúde pública para a região sudoeste e dos diretores do LRH e do BRH. O objetivo do estudo e o papel e os benefícios do estudo para os participantes foram explicados no formulário de consentimento e verbalmente aos participantes contactados por telefone e aos que não sabiam ler. A participação baseou-se apenas no facto de o tutor assinar o formulário de consentimento ou concordar em participar. Os participantes também se reservaram o direito de se retirarem ou recusarem o estudo em qualquer altura. Todos os riscos associados à participação no estudo foram bem explicados aos participantes e todos os procedimentos necessários para evitar riscos foram rigorosamente respeitados. A informação de identificação dos casos (Anexo III) foi utilizada apenas para contactar e localizar os doentes e não foi incluída no questionário para manter a confidencialidade dos casos.

Para os tutores que não sabiam ler, o consentimento foi lido e explicado, e o seu consentimento foi obtido antes de serem entrevistados para obter dados para análise da investigação.

3.11 Divulgação dos resultados da investigação

Os resultados deste estudo serão publicados em revistas especializadas e divulgados à população através das bibliotecas da Universidade de Buea e da Faculdade de Ciências da Saúde. Serão enviadas cópias para a Delegação Regional de Saúde Pública para a região Sudoeste, LRH e BRH. Serão utilizados para transmitir mensagens de educação sanitária durante as consultas de ANC e as consultas de bem-estar infantil.

CAPÍTULO QUATRO

RESULTADOS

4.1 Revisão dos registos

4.1.1 Caraterísticas demográficas da população do estudo

A idade média dos casos diagnosticados no BRH (2013-2014 e 2016-maio-2018) e no LRH (maio de 2015 a maio de 2018) é de 26,56 (DP 22,88). Foi identificado um total de 1302 casos com infecções do trato respiratório inferior, 662 (50,84%) do sexo masculino e 640 (49,16%) do sexo feminino. A tabela abaixo mostra a distribuição etária dos casos de infecções do trato respiratório inferior com a idade por unidade de saúde.

Tabela 2: Distribuição de casos de infecções do trato respiratório inferior com a idade por unidade de saúde

Faixa etária	Estabelecimento de saúde		Total
	BRH Não (%)	LRH Não (%)	Não (%)
< 5 anos	188 (32.1)	201 (28.0)	389 (29.9)
5 a 35 anos	219 (37.4)	262 (36.5)	481 (36.9)
35,1 a 65 anos	142 (24.3)	205 (28.6)	347 (26.7)
> 65 anos	36 (6.2)	49 (6.8)	85 (6.5)
Total	585 (100.0)	717 (100.0)	1302 (100.0)

As infecções do trato respiratório inferior mais frequentemente diagnosticadas no LRH e no BRH foram a Bronquite e a Pneumonia. A maior proporção de casos foi de pneumonia. Isto é mostrado na figura abaixo.

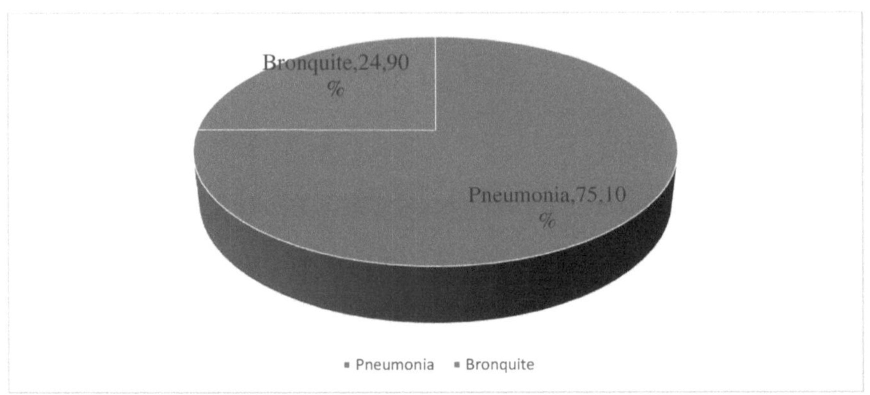

Figura 3: Proporções de infecções do trato respiratório inferior em BRH e LRH

Nos registos, o sexo não teve associação estatística com o diagnóstico de uma infeção do trato respiratório inferior. No entanto, a idade teve uma associação estatisticamente significativa com o diagnóstico de uma infeção do trato respiratório inferior. A informação é apresentada no quadro 3 abaixo.

Tabela 3: Caraterísticas demográficas dos doentes diagnosticados com ITRN

Variável demográfica		Diagnóstico		Qui-quadrado	valor *de p*
		Pneumonia N.º (%)	***Bronquite N.º (%)***		
Sexo					
	Masculino	499 (51.0)	163 (50.3)	0.050	0.824
	Feminino	479 (49.0)	161 (49.7)		
Idade					
	< 5 anos	261 (26.7)	128 (39.5)	24.206	**< 0.001***
	5.1-35 anos	363 (37.1)	118 (36.4)		
	35,1-65 anos	284 (29.0)	63 (19.4)		
	>65 anos	70 (7.2)	15 (4.6)		

4.1.2 Prevalência de ITRL

A prevalência de infecções do trato respiratório inferior (pneumonia) na divisão de Fako é de 2,8%. O quadro seguinte mostra a prevalência de pneumonia em todos os grupos etários por estabelecimento de saúde.

Tabela 4: Prevalência de ITRI por estabelecimento de saúde

Estabelecimento de saúde	*Número total de casos*	*Número total de consultas*	*Prevalência (%)*
BRH	585	20613	**2.8**
LRH	717	25596	**2.8**
Total	**1302**	**46209.0**	**2.8**

A Figura 4 mostra a prevalência de infecções do trato respiratório inferior com a idade. As faixas etárias são classificadas em menos de 5 anos de idade e > 5 anos de idade para demonstrar a influência ou associação da idade e das infecções do trato respiratório inferior. A prevalência de infecções do trato respiratório inferior é mais elevada no grupo etário com menos de 5 anos em comparação com os outros grupos etários consultados nos Hospitais Regionais de Limbe e Buea.

Figura 4: Prevalência de ITRN com a idade.

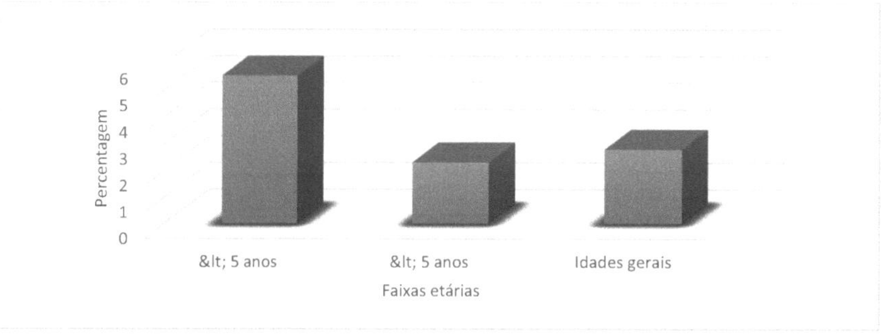

4.1.3 Tendências na prevalência de ITRN

As tendências da prevalência de ITRI flutuam de mês para mês. No entanto, as tendências de ITRI em Buea variam muito em comparação com as tendências em Limbe, que são mais estáveis. As figuras seguintes mostram as tendências da ITRI em Buea e Limbe e as tendências globais.

Figura 5: Tendências da prevalência de ITRI em Buea

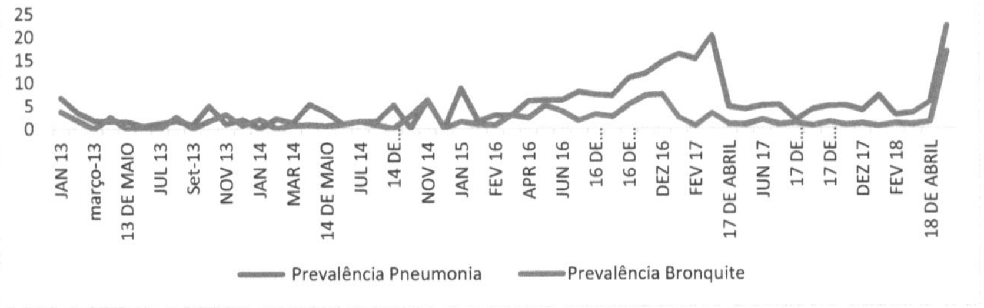

A prevalência de pneumonia e bronquite atinge o seu pico de setembro a fevereiro de 2017 em Buea. Com prevalências médias mais elevadas nestes meses nos outros anos.

Figura 6: Tendências da prevalência de ITRIs em Limbe

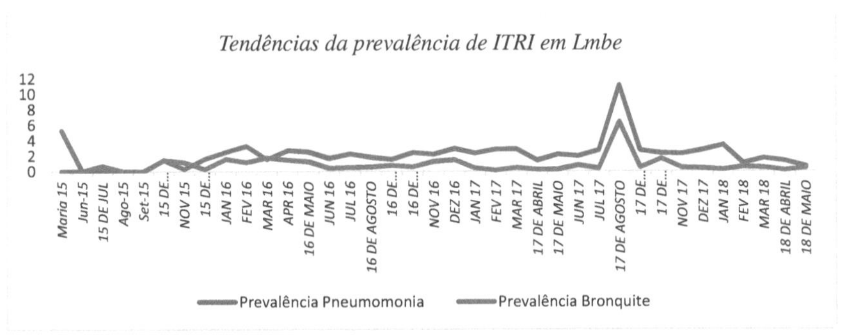

As prevalências de bronquite e pneumonia são relativamente estáveis em Limbe em comparação com Buea. A prevalência mais elevada registou-se nos meses de julho a setembro de 2017. Embora, em média, a prevalência seja mais elevada nos meses de setembro a fevereiro.

Figura 7: Tendências gerais da prevalência de ITRi na Divisão de Fako.

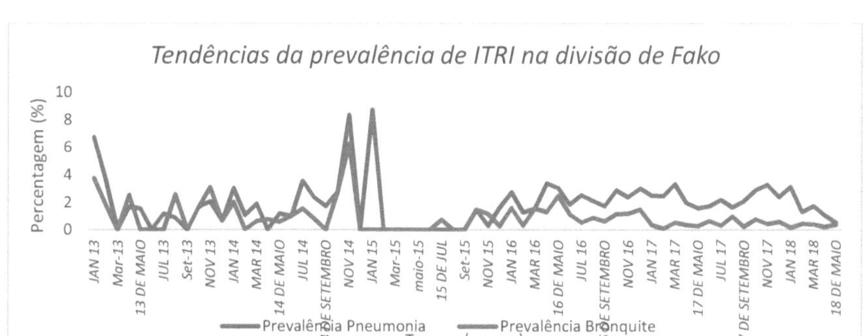

A prevalência global de ITRI na Divisão de Fako varia e apresenta padrões variáveis, mas o pico de prevalência foi registado em novembro de 2014. Em média, as prevalências mais elevadas são registadas nos meses de setembro a fevereiro, tanto para a bronquite como para a pneumonia.

4.2 Controlo de casos

4.2.1 Caraterísticas demográficas dos casos e dos controlos

Foram entrevistados 346 tutores ou encarregados de educação. 164 casos e 182 controlos. No entanto, 29 dos controlos entrevistados tinham uma história de pneumonia, o que os torna casos. Foi recolhido um total de 230 contactos de crianças com casos diagnosticados, utilizando o instrumento de análise (Anexo III). 10 (4,3%) dos contactos (números de telefone) não existiam na rede, 36 (15,7%) recusaram-se a participar ou disseram que estavam demasiado ocupados, e 20 (8,7%) não atenderam as chamadas após várias chamadas.

A maioria das mães (56,1%) (responsáveis pela criança) tinha entre 21 e 30 anos de idade. Neste estudo, a sobrelotação foi definida como > 2 pessoas a dormir juntas num quarto. A maior parte dos tutores ou responsáveis pela criança eram as mães das crianças. As caraterísticas demográficas dos casos e dos controlos são apresentadas na tabela seguinte.

Tabela 5. Caraterísticas demográficas dos casos e dos controlos

Caraterísticas	Tipo de participante			Estatísticas	
	Controlo n (%)	Caso n (%)	Total n (%)	Qui-quadrado	valor de p
Idade da criança (meses)					
1-12	70 (55.1)	57 (44.9)	127 (100.0)	6.522	0.163
13-24	50 (43.5)	65 (56.5)	115 (100.0)		
25-36	37 (59.7)	25 (40.3)	62 (100.0)		
37-48	14 (56.0)	11 (44.0)	25 (100.0)		
49-60	11 (64.7)	6 (35.3)	17 (100.0)		
Sexo da criança					
Masculino	95 (54.3)	80 (45.7)	175 (100.0)	0.403	0.526
Feminino	87 (50.9)	84 (49.1)	171 (100.0)		
Relação com o encarregado de educação					
Mãe	148 (51.7)	138 (48.3)	286 (100.0)	7.066	0.216
Pai	14 (46.7)	16 (53.3)	30 (100.0)		
Irmã	7 (87.5)	1 (12.5)	8 (100.0)		
Tia	8 (50.0)	8 (50.0)	16 (100.0)		
Avó	3 (75.0)	1 (25.0)	4 100.0)		
Outros	2 (100.0)	0 (0.0)	2 (100.0)		
Ambos os pais vivos					
Sim	177 (52.4)	161 (47.6)	338 (100.0)	0.322	0.570
Não	5 (62.5)	3 (37.5)	8 (100.0)		
Idade da mãe ou do tutor (anos)					
< 20	8 (42.1)	11 (57.9)	19 (100.0)	1.599	0.660
21-30	105 (54.1)	89 (45.9)	194 (100.0)		
31-40	64 (52.9)	57 (47.1)	121 (100.0)		

>.41	5 (41.7)	7 (58.3)	12 (100.0)		
Sexo do guardião					
Masculino	13 (59.1)	9 (40.9)	22 (100.0)	0.397	0.529
Feminino	169 (52.2)	155 (47.8)	324 (100.0)		
Nível de instrução do tutor.					
Sem educação formal	9 (56.2)	7 (43.8)	16 (100.0)	5.087	0.166
Primário	34 (47.9)	37 (52.1)	71 (100.0)		
Secundário	96 (58.5)	68 (41.5)	164 (100.0)		
Terciário	43 (45.3)	52 (54.7)	95 (100.0)		
Profissão do tutor					
Dona de casa	36 (40.9)	52 (59.1)	88 (100.0)	8.691	0.069*
Empregados do Estado	33 (50.0)	33 (50.0)	66 (100.0)		
Trabalhador por conta própria	94 (60.3)	62 (39.7)	156 (100.0)		
Empregado por uma ONG	6 (54.5)	5 (45.5)	11 (100.0)		
Desempregado	13 (52.0)	12 (48.0)	25 (100.0)		

Os seguintes factores foram considerados estatisticamente significativos através da análise de regressão logística binária. A informação sobre os factores associados à pneumonia adquirida na comunidade é apresentada no quadro seguinte.

Tabela 6: Factores de risco para a infeção por pneumonia na Divisão Fako

Variável	Casos n (%)	Controlo n (%)	valor de p	OU	IC 95%
Sexo da criança					
Masculino	99 (51.3)	76 (49.7)	0.764	1	
Feminino	94 (48.7)	77 (50.3)		0.937	(0.613-1.433)
Idade da criança (meses)					
0-12	62 (32.1)	65 (42.5)	**0.006***	1.498	(0.536-4.181)
13-24	80 (41.5)	35 (22.9)		0.625	(0.220-1.776)
25-36	28 (14.5)	34 (22.2)		1.735	(0.585-5.148)
27-48	13 (6.7)	12 (7.8)		1.319	(0.380-4.577)
49-60	10 (5.2)	7 (4.6)		1	
Relação com o cuidador					
Mãe	160 (82.9)	126 (82.4)	0.077	1	
Pai	16 (8.3)	14 (9.2)		1.111	(0.523-2.362)
Irmã	2 (1.0)	6 (3.9)		3.810	(0.756-19.197)
Tia	13 (6.7)	3 (2.0)		0.293	(0.082-1.051)
Avó	2 (1.0)	2 (1.3)		1.270	(0.176-9.140)
Outros	0 (0.0)	2 (1.3)			
Pais vivos					
Sim	190 (98.4)	148 (96.7)	0.292	1	
Não	3 (1.6)	5 (3.3)		2.140	(0.503-9.098)
Idade do Guardião					
< 20 anos	12 (6.2)	7 (4.6)	0.793	0.817	(0.186-3.582)
21-30 anos	104 (53.9)	90 (58.8)		1.212	(0.372-3.950)
31-40 anos	70 (36.3)	51 (33.3)		1.020	(0.306-3.397)
>41 anos	7 (3.6)	5 (3.3)		1	
Sobrelotação					
Não sobrelotado	111 (57.5)	65 (42.5)	**0.005***	1	
Sobrelotação	82 (42.5)	88 (57.5)		1.833	(1.193-2.815)
Nível de escolaridade					
Sem educação formal	12 (6.2)	4 (2.6)	0.091	1	

Variável	Casos n (%)	Controlo n (%)	valor de p	OU	IC 95%
Primário	43 (22.3)	28 (18.3)		1.953	(0.572-6.667)
Secundário	81 (42.0)	83 (54.2)		3.074	(0.952-9.927)
Terciário	57 (29.5)	38 (24.8)		2.000	(0.600-6.665)
Profissão da mãe					
Dona de casa	60 (31.1)	28 (18.3)	**0.008***	1	
Empregados do Estado	36 (18.7)	30 (19.6)		1.786	(0.923-3.456)
Trabalhador independente	73 (37.8)	83 (54.2)		2.436	(1.409-4.214)
Empregado por uma ONG	9 (4.7)	2 (1.3)		0.476	(0.096-2.350)
Desempregado	15 (7.8)	10 (6.5)		1.429	(0.571-3.575)
Fumadores domésticos					
Sim	47 (24.4)	19 (12.4)	**0.005***	2.270	(1.268-4.064)
Não	146 (75.6)	134 (87.6)		1	
Exposição ambiental dos fumadores					
Sim	108 (56.0)	52 (34.0)	**0.000***	2.468	(1.591-3.828)
Não	85 (44.0)	101 (66.0)		1	
Alguém que carrega a criança com tosse					
Sim	102 (52.8)	36 (23.5)	**0.000***	3.643	(2.280-5.819)
Não	91 (47.2)	117 (76.5)		1	
Exposição ao fumo de cozinha					
Sim	81 (42.0)	60 (39.3)	0.605	1.121	(0727-1.728)
Não	112 (58.0)	93 (60.8)		1	
Peso à nascença					
< 2,5 kg	17 (8.8)	11 (7.2)	0.631	0.601	(0.206-1.752)
2,51- 4kg	163 (84.5)	128 (83.7)		0.729	(0.331-1.606)
>4kg	13 (6.7)	14 (9.2)		1	
Diagnosticado com qualquer doença					

Variável	Casos n (%)	Controlo n (%)	valor de p	OU	IC 95%
Sim	131 (67.9)	82 (53.6)	**0.007***	1.829	(1.180-2.286)
Não	62 (32.1)	71 (46.4)		1	
Histórico de vacinação					
Sim	189 (97.9)	149 (96.7)	0.488	1.596	(0.421-6.049)
Não	4 (2.1)	5 (3.3)		1	
Tipo de amamentação					
Exclusivo	63 (32.6)	53 (34.6)	0.251	1	
Misto	130 (67.4)	98 (64.1)		0.896	(0.572-1.405)
Nenhum	0 (0.0)	2 (1.3)		-	-
Tipo de casa					
Casa de tábuas	89 (46.1)	53 (34.6)	**0.031***	1.615	(1.043-2.500)
Casa de bloco	104 (53.9)	100 (65.4)		1	
A cozinha Separada da casa principal					
Sim	99 (51.3)	84 (54.9)	0.504	1.156	(0.755-1.769)
Não	94 (48.7)	69 (45.1)		1	

Foi então efectuada uma análise de regressão multinomial forward stepwise sobre os factores significativos nos factores estatisticamente associados à variável dependente para ajustar os factores de confusão no modelo final. Os factores que se verificou estarem significativamente associados ao desenvolvimento de pneumonia no modelo de regressão final foram a sobrelotação (definida neste estudo como >2 pessoas a dormir num quarto), (p-valor <0,001), a relação da criança com o responsável ou tutor (p-valor <0,001), a exposição da criança ao tabagismo passivo, (p-valor 0,003). O tipo de casa foi marginalmente significativo (p-valor 0,078) com um rácio de probabilidades ajustado (aOR) de 1,611. A informação é apresentada no Quadro 8 abaixo.

Tabela 8: Resultados significativos da regressão logística múltipla.

Fator		Estatísticas		
		aOR	**IC 95%**	***valor de p***
Tipo de casa	Prancha	1.632	(0.909 - 2.931)	0.101
	Bloco	1		
Diagnosticado com outra doença	Sim	1.679	(0.976 - 2.887)	**0.061***
	Não	1		
Contacto com alguém com sintomas de tosse	Sim	2.970	(1.741 - 5.067)	**< 0.001***
	Não			
Ambiente dos fumadores	Sim	2.560	(1.366 - 4.797)	**0.003***
	Não			
Fumadores domésticos	Sim	1.199	(0.557 - 2.580)	0.643
	Não	1		
Ocupação	Dona de casa	2.152	(0.702 - 6.596)	0.180
	Empregados do Estado	0.744	(0.246 - 2.252)	0.601
	Trabalhador por conta própria	0.661	(0.235 - 1.863)	0.434
	Empregado por uma ONG	4.435	(0.669 - 29.395)	0.123
	Desempregado	1		
Sobrelotação	>3 pessoas por quarto	3.001	(1.686 - 5.340)	**< 0.001***
	<3 pessoas por quarto	1		
Idade da criança	<24 meses	1.153	(0.296 - 4.483)	0.042

	24-48 meses	0.641	(0.157 - 2.613)	0.386
	49-59 meses	1		
Relação com o encarregado de educação		1.181	(0.910-1.532)	**0.**212
Nível de escolaridade	Sem educação formal	1.808	(0.297 - 10.994)	0.542
	Ensino primário	0.748	(0.299 - 1.870)	0.346
	Ensino secundário	0.465	(0.228 - 0.949)	0.020
	Ensino superior	1		

4.3 Limitações do estudo.

1. Os registos de consultas externas relativos a alguns meses dos anos anteriores não estavam disponíveis.
2. Algumas das informações constantes dos registos foram eliminadas devido ao facto de os registos estarem incompletos.
3. O diagnóstico de pneumonia no grupo de controlo baseou-se na Intergrated Management of Childhood Illnesses (IMCI), que, apesar de ser sensível, não é específica para determinadas infecções do trato respiratório, mas utiliza o termo pneumonia para facilitar o diagnóstico e o tratamento em locais com poucos recursos.

CAPÍTULO CINCO
DISCUSSÃO, CONCLUSÃO E RECOMENDAÇÕES

5.1 Discussão

A maior parte dos estudos anteriores sobre os factores de risco da pneumonia adquirida na comunidade foram realizados em hospitais, provavelmente porque a maior parte dos investigadores trabalha em hospitais e os doentes internados no hospital têm uma doença mais grave. No entanto, uma vez que a maior parte dos doentes com PAC são tratados como doentes externos, a maioria dos casos não é incluída nesses estudos [54, 55, 56]. A prevalência global de infecções do trato respiratório inferior na divisão de Fako foi de 2,8%, segundo os registos de saúde. A prevalência de ITRI em crianças com menos de 5 anos de idade foi de 5,56%, o que é muito inferior ao identificado por Alexis et al, 2018 no Hospital Regional de Bamenda [10]. Isto pode dever-se ao facto de o seu estudo ter medido a prevalência de ITRI durante 3 meses, no pico da estação seca, caracterizada por ventos harmattan secos, frios e poeirentos no Noroeste [10, 17]. No entanto, a proporção de pneumonia isolada em todos os casos identificados com infecções do trato respiratório inferior foi de 75,1%. Não foi possível explicar este facto porque o diagnóstico de pneumonia foi feito por médicos qualificados com base em parâmetros clínicos e, na maioria dos casos, em resultados de raios X dos doentes. Mesmo assim, os desafios no diagnóstico das doenças respiratórias no nosso meio obrigam frequentemente muitos médicos a utilizar a gestão integrada das doenças infantis (GIDI) para o diagnóstico, que não define especificamente as diferentes patologias do trato respiratório, mas utiliza o termo pneumonia para facilitar o diagnóstico e a gestão da doença em ambientes com poucos recursos.

As tendências na prevalência da pneumonia flutuam de mês para mês, no entanto, foram observadas prevalências médias mais elevadas nos meses de setembro a fevereiro, o que corresponde à estação seca. Isto está de acordo com um estudo realizado por Bjorn Wallen e Ndeso, A. S. em 2014 sobre pneumonia em crianças com menos de 5 anos de idade nos Camarões após a introdução de uma vacina pneumocócica conjugada 13-valente [17].

Preditores sócio-demográficos e ambientais da pneumonia adquirida na comunidade

Os factores significativamente associados à pneumonia, com um intervalo de confiança de 95%, foram a idade da criança (p-valor 0,006), a sobrelotação (definida como >2 pessoas a viver ou a dormir numa divisão) (p-valor 0,005), a ocupação da mãe (p-valor 0.008), fumador(es) doméstico(s) (p-valor 0,005), criança exposta ao tabagismo passivo (exposição ambiental a fumadores) (p-valor <0,001), alguém que carrega a criança com sintomas de tosse (p-valor <0,001), história de doença na criança (p-valor 0,007) e tipo de casa (p-valor 0,031).

A fonte de combustível e a separação entre a cozinha e a casa principal não tiveram qualquer associação com o desenvolvimento de pneumonia, o que é contrário às conclusões de Habtamu e colegas, que descobriram que os agregados familiares que utilizavam combustível de biomassa e querosene, respetivamente, tinham um risco mais elevado de infecções agudas do trato respiratório (OR 2,97 e aOR 1,96) [56], e uma meta-análise conduzida por Dherani et al, (2008) que revelou que a poluição do ar interior provocada pela utilização de combustíveis de biomassa aumenta o risco de pneumonia nas crianças em cerca de 80% [37]. A poluição do ar interior proveniente da utilização de combustíveis de biomassa provavelmente não teve qualquer associação porque medimos a presença da criança durante as horas de cozedura, uma vez que medir o efeito cumulativo da poluição interior é difícil, tendo em conta a utilização de gás e de outras fontes, como o carvão vegetal, para cozinhar na área de estudo, que não produzem fumo físico.

As crianças de mães que não tinham educação formal tinham um risco menor de desenvolver pneumonia, as que tinham educação secundária tinham o risco mais elevado OR 3,07 (0,95-9,93), e as que tinham educação terciária OR 2,0 (0,60-6,67), e educação primária OR 1,95 (0,572-6,67), o que é semelhante a um estudo realizado na Nigéria em crianças com menos de 5 anos, que indicava uma associação negativa entre a educação materna e o risco de desenvolver infecções do trato respiratório [57]. Isto também está de acordo com um estudo piloto da Indonésia, que concluiu que o nível de educação da mãe tinha um efeito indireto na pneumonia infantil e nas doenças respiratórias [58]. Contrariamente a estes resultados, os da Tanzânia revelam que as mulheres sem instrução ou apenas com o ensino primário têm uma maior probabilidade de desenvolver infecções do trato respiratório [10]. É provável que as mulheres instruídas tenham um estatuto socioeconómico mais elevado e uma menor exposição a outros riscos, tais como viver em ambientes expostos a fumadores e casas sobrelotadas, etc., reduzindo assim os riscos para os seus filhos. Entretanto, as mães sem instrução teriam menos rendimentos e uma maior exposição a viver em casas sobrelotadas, utilizando fogões ou lenha como fonte de combustível para cozinhar, o que poderia funcionar como factores associados ao desenvolvimento de pneumonia. Por outro lado, é igualmente provável que as mães instruídas sejam autónomas e tenham emprego, o que fará com que os seus filhos sejam deixados ao cuidado de outra pessoa (cuidador) cujo estilo de vida pode influenciar o desenvolvimento de pneumonia (normalmente cuidadores com pouca educação formal).

A profissão da mãe mostrou associações significativas com o desenvolvimento de pneumonia. Isto pode dever-se ao facto de a maioria das mães entrevistadas ter relatado ser trabalhadora por conta própria, com empregos que vão desde a venda numa loja a vendedores ambulantes, agricultores, etc. Trabalhar em ambientes onde se vendem e fumam cigarros pode aumentar o risco de pneumonia devido a exposições ambientais e potenciais infecções por gotículas de clientes com sintomas de tosse. Esta conclusão é consistente com a investigação de Divyarani et al (2014) realizada num hospital de cuidados terciários na Índia, que indicou que as variáveis sociodemográficas, como o desemprego paterno e materno ou as ocupações não qualificadas, aumentavam o risco de pneumonia nas crianças.

O consumo de cigarros tem sido identificado como um fator contributivo e mesmo causal de patologias do trato respiratório. Tanto viver com um fumador de cigarros como o tabagismo passivo (exposição ao fumo do cigarro) estão significativamente associados ao desenvolvimento de pneumonia em crianças com menos de 5 anos de idade. [59, 60]. O tabagismo passivo continuou a ser um fator de risco altamente significativo, mesmo após o ajustamento para factores de confusão (p-value 0,003), aumentando as probabilidades em 2,40, 95% CI (1,354-4,257) em comparação com as crianças que não estavam expostas. Este é um resultado consistente com outros estudos [10, 61, 62, 63, 64] em que o risco de tabagismo passivo aumentou 2 a 4 vezes em relação às crianças não expostas[65]. As crianças que vivem com pais fumadores ou em bairros com muitos fumadores podem, inadvertidamente, ser expostas com frequência ao fumo do cigarro, agravando os seus riscos.

A exposição a alguém que esteja a tossir ou que apresente sintomas de doença do trato respiratório aumenta significativamente o risco de uma criança desenvolver pneumonia. Esta associação foi observada noutros estudos em contextos semelhantes, como o de Tanzinya et al, (2018) em Bamenda, bem como noutros estudos como [67]. A descoberta destaca como a pneumonia pode ser transmitida através de gotículas de pessoas infectadas, enfatizando a importância de manter as crianças afastadas de pessoas com tosse para prevenir a pneumonia e outras infecções do trato respiratório. Esta é uma informação importante para as clínicas de bem-estar infantil e ANC, uma vez que muitas mulheres no estudo atribuíram a causa da pneumonia de uma criança ao tempo frio.

O historial de diagnóstico de outra doença foi marginalmente associado ao diagnóstico de pneumonia. A doença mais frequentemente referida pelos participantes foi a malária, que é uma doença endémica nos Camarões. Esta conclusão foi contrária à de Muthumbi et al. num estudo de caso-controlo sobre PAC em adultos no Quénia, que identificou a malária e a presença de cicatriz de BCG como factores de proteção para a pneumonia [71]. É necessária mais investigação para determinar a natureza da relação entre a malária e a pneumonia, embora esta associação não tenha sido estatisticamente significativa após o ajustamento dos factores de confusão no modelo de regressão final.

As crianças mais frequentemente cuidadas pelos irmãos (irmãs) tinham 3,81 vezes mais probabilidades de desenvolver pneumonia do que as crianças cuidadas principalmente pela mãe. Isto pode ser atribuído ao facto de os irmãos serem mais novos e inexperientes na prestação de cuidados, com uma maior probabilidade de transmissão de infecções através de gotículas. No entanto, esta associação não teve qualquer relação significativa com a pneumonia após o ajustamento para factores de confusão no modelo final.

A sobrelotação, definida neste estudo como >2 (3 ou mais pessoas) que partilham um quarto com a criança, foi significativamente associada à pneumonia com um OR de 1,83, IC95% (1,19-2,82). Isto é consistente com dois estudos de caso-controlo na América do Sul entre crianças pequenas [67,68] e uma reanálise por Parker et al.[69] que relataram riscos relativos de 1,29 (IC95%: 1,02-1,62) para infeção grave do trato respiratório para crianças que vivem em casas sobrelotadas (>2 pessoas numa divisão, 3 em duas divisões, 5 em três divisões, 8 ou mais em 4 divisões e mais de 2 pessoas por divisão em casas de cinco divisões ou mais) após controlo para classe social. A aglomeração pode plausivelmente aumentar o risco de infeção respiratória, aumentando a oportunidade de infeção cruzada entre a família [70] e a exposição prolongada a gotículas respiratórias, incluindo a contaminação de superfícies. Os agentes destas infecções são facilmente transmitidos, normalmente por gotículas de ar ou aerossóis, gotículas que contaminam as superfícies em salas com muita gente e mal ventiladas, onde as pessoas espirram, tossem ou simplesmente falam. Os factores de risco da pneumonia adquirida na comunidade podem variar de região para região devido a diferenças na exposição ambiental.

5.2 Conclusão

A prevalência global de pneumonia dos registos de saúde do LRH e do BRH é de 2,8%, com uma prevalência quase dupla em crianças com menos de 5 anos de idade, registada em 5,56%. A pneumonia foi a infeção do trato respiratório inferior mais frequentemente diagnosticada, sendo a prevalência em média mais elevada de setembro a fevereiro (estação seca).

Os factores associados à PAC na Divisão de Fako incluem: idade (<24 meses), sobrelotação, consumo passivo de cigarros e contacto com alguém com sintomas de tosse. A educação sanitária sobre os perigos do tabagismo deve ser fornecida às mulheres grávidas e durante as visitas às clínicas de bem-estar infantil. Além disso, as contribuições das condições de vida sobrelotadas e o contacto das crianças com indivíduos com sintomas de tosse devem ser realçados como factores de risco para o desenvolvimento de pneumonia nas crianças.

REFERÊNCIAS

1. Fonseca, L. E., Mello, M. J. G., Albuquerque, M., Lopes, M. I., Serra, G. H., Lima, D. E., Fatores de risco para pneumonia adquirida na comunidade em crianças menores de cinco anos de idade na era pós-vacina conjugada pneumocócica no Brasil: Um estudo caso-controle (2013). *BMC Pediatr.* 2016;16:1-9.

2. Campbell, H., Arifeen, S., Hazir, T., O'Kelly, J., Bryce, J., Rudan, I., Measuring Coverage in MNCH: Challenges in Monitoring the Proportion of Young Children with Pneumonia Who Receive Antibiotic Treatment (2013). *PLoS Med* 10:e1001421.

3. CMR - UNICEF DATA. https://data.unicef.org/country/cmr/ acedido em 2018 Fev 24.

4. Rudan, I., Boschi-pinto, C., Biloglav, Z., Kim, M., Campbell, H., Epidemiologia e etiologia da pneumonia infantil. Boletim da Organização Mundial de Saúde 2008.86;408-416.

5. Liu, L., Johnson, H. L., Cousens, S., Perin, J., Scott, S., Lawn, J. E., Rudan, I., Campbell, H., Richard,C., Mengying, L., Mathers, c. Robert, E. B., Global, regional, and national causes of child mortality: an updated systematic analysis for 2010 with time trends since 2000. *Lancet (Londres, Inglaterra) Elsevier*; 2012; 379:2151-61.

6. Fischer, W. C., Rudan, I., Liu, L., Nair, H., Theodoratou, E., Bhutta, Z. A., Katherine, L. O., Campbell, H e Robert E. B., Global burden of childhood pneumonia and diarrhoea. Lancet. 2013;381:1405-16.

7. Liu, L., Johnson, H. L., Cousens, S., Perin, J., Scott, S., e Lawn, J. E., Global, regional, and national causes of child mortality: Uma análise sistemática actualizada para 2010 com tendências temporais desde 2000. *Lancet. Elsevier* 2012;379:2151-61.

8. PNUD. Relatório sobre os Objectivos de Desenvolvimento do Milénio. Desenvolvimento. 2010;17:80. http://scholar.google.com/scholar?hl=en&btnG=Search&q=intitle:The+Millennium+Development+Goals+Report#4 acedido em 24 de fevereiro de 2018.

9. Roomaney, R. A., Pillay-Van, W. V., Awotiwon, O. F., Dhansay, A., Groenewald, P., Joubert, J. D., Mweetie, D. N., Edward, N. e Debbie, B. Epidemiologia das infecções respiratórias inferiores e da pneumonia na África do Sul (1997-2015): Um protocolo de revisão sistemática. *BMJ* Open. 2016;6:e012154.

10. Tazinya, A. A., Halle-Ekane, G. E., Mbuagbaw, L. T., Abanda, M., Atashili, J., e Obama, M. T. Factores de risco para infecções respiratórias agudas em crianças com menos de cinco anos que frequentam o Hospital Regional de Bamenda nos Camarões. *BMC Pulm Med.* 2018;18:7.

11. CDC Global Health - Cameroon. https://www.cdc.gov/globalhealth/countries/cameroon/default.htm acedido em 2018 Fev 24.

12. Libwea, J. N. The Introduction Of The Pneumococcal Conjugate Vaccine Into Cameroon's Expanded Programme On Immunisation (A Introdução da Vacina Conjugada Pneumocócica no Programa Alargado de Imunização dos Camarões): Would every child. 2011; http://tampub.uta.fi/handle/10024/82714 acedido em 28 de janeiro de 2018.

13. Torres-Rueda, S., Burchett, H. E., Griffiths, U. K., Ongolo-Zogo, P., Edengue, J. M., Kitaw, Y., Mitike, M., Lawrence, G. Washington, O. O., Mamadou, K., e Sandra, M. J. Novas introduções de vacinas pneumocócicas conjugadas em quatro países da África Subsariana: uma análise transnacional dos impactos dos sistemas de saúde. *Afri Heal Sci* 2015;15:868-77.

14. Torres, A., Peetermans, W. E., Viegi, G., and Blasi, F. Risk factors for community-acquired pneumonia in adults in Europe: a literature review. Thorax. *BMJ* 2013;68:1057-65.

15. Jroundi, I., Mahraoui, C., Benmessaoud, R., Moraleda, C., Benjelloun, B. S., e Bassat, Q. Knowledge gaps on paediatric respiratory infections in Morocco, Northern Africa. *Arch Public Heal.* 2015;73:1-11.

16. Jefferies, J. M., Macdonald, E., Faust, S. N., Clarke, S. C. Vacina pneumocócica conjugada 13-valente (PCV13). *Hum Vaccin.* 2011; 7:1012-8.

17. Ndeso, A, S, e Bjorn, W. Pneumonia entre crianças com menos de 5 anos nos Camarões após a introdução de uma vacina conjugada pneumocócica 13-valente.2014

18. Tong, B. N. Medicamentos Prioritários para a Europa e o Mundo "Uma Abordagem de Saúde Pública à Inovação " Atualização do Documento de Referência de 2004 Documento de Referência 6 . 22 Pneumonia. 2013;

19. Mathew, J. L., Singhi, S., Ray, P., Hagel, E., Saghafian-Hedengren, S., Bansal, A. Etiology of community acquired pneumonia among children in India: prospective, cohort study. *J Glob Health.* Sociedade de Saúde Global da Universidade de Edimburgo; 2015;5:50418.

20. Pneumonia e diarreia. Fundo das Nações Unidas para a Infância (UNICEF) junho de 2012 www.childinfo.org/publications acedido em 23rd fevereiro de 2018.

21. Relatório regional sobre a segurança nutricional na ASEAN. 2.

22. Coelho, L., Cardoso, S. W., Amancio, R. T., Isme, R., Grinsztejn, B., Luz, P. M. Tendências na incidência de doenças oportunistas definidoras de AIDS ao longo de 25 anos no Rio de Janeiro, Brasil. 2014;9.

23. Unicef/Quem. Pneumonia: o assassino de crianças. Fundo das Nações Unidas para a Infância (UNICEF)/Cura Mundial. Fundo das Nações Unidas para a Infância (UNICEF)/Organização Mundial de Saúde. Organ. 2006. acedido em 28 de fevereiro de 2018.

24. World Health Statistics 2007. www.who.int/whosis. acedido em 28th fevereiro de 2018.

25. Falade, A. G., Tschappeler, H., Greenwood, B. M., e Mulholland, E. K. Utilização de sinais clínicos simples para prever a pneumonia em crianças da Gâmbia: A influência da desnutrição Utilização de sinais clínicos simples para prever a pneumonia em crianças gambianas: a influência da desnutrição (2014). Boletim da Organização Mundial de Saúde, 1995 73(3);299-304.

26. Bradley, J. S., Byington, C. L., Shah, S. S., Alverson, B., Carter, E. R., e Harrison, C. The management of community-acquired pneumonia in infants and children older than 3 months of age: Clinical practice guidelines by the pediatric infectious diseases society and the infectious diseases society of America. *Clin Infect* Dis. 2011;53:1-52.

27. Wiersinga, W. J., Bonten, M. J., Boersma, W. G., Jonkers, R. E., Aleva, R. M., Kullberg, B. J., Schouten, J. A. Degner, J. E., Janknegt, R., Verheij, T. J. Sachs, e Prins, J. M. Manejo da pneumonia adquirida na comunidade em adultos: atualização das diretrizes de 2016 do grupo de trabalho holandês sobre política de antibióticos (SWAB) e da associação holandesa de médicos torácicos (NVALT). *Neth J Med.* 2018;76:4-13.

28. Wonodi, C. B., Deloria-knoll, M., Feikin, D. R., Deluca, A. N., Driscoll, A. J., Moïsi, J. C., Hope, L. J., David, R. M., Katherine L. O., Orin, S. L., Anthony, G. S., e grupo PERCH inve. Evaluation of Risk Factors for Severe Pneumonia in Children (Avaliação de factores de risco para pneumonia grave em crianças): The Pneumonia Etiology Research for Child Health Study. Clin Infect. Dis. 2012;54(2);124-31.

29. Smith, K. R., McCracken, J. P., Weber, M. W., Hubbard, A., Jenny, A., Thompson, L. M. Effect of reduction in household air pollution on childhood pneumonia in Guatemala (RESPIRE): a randomised controlled trial. *Lancet*. 2011;378:1717-26.

30. CDC, Ncird. Pneumococcal Vaccines (PCV13 and PPSV23) Addressing Common Questions about Pneumococcal Vaccination for Adults [Vacinas pneumocócicas (PCV13 e PPSV23) Abordando questões comuns sobre a vacinação pneumocócica para adultos]. https://www.cdc.gov/vaccines/hcp/adults/downloads/fs-pneumo-hcp.pdf. acedido em 3rd abril de 2018.

31. McIntosh, K. Community-acquired pneumonia in children (Pneumonia adquirida na comunidade em crianças). *N Engl J Med.* 2002;346 (6):429 - 37.

32. Grijalva, C. G., Nuorti, J. P., Arbogast, P. G., Martin, S. W., Edwards, K. M., e Griffin, M. R. Declínio nos internamentos por pneumonia após a imunização infantil de rotina com a vacina pneumocócica conjugada nos EUA: uma análise de séries temporais. *Lancet.* 2007;369 (9568):1179-86.

33. Ayieko, P., Griffiths, U. K., Ndiritu, M., Moisi, J., Mugoya, I. K., Kamau, T. Assessment of health benefits and cost-effectiveness of 10-valent and 13-valent pneumococcal conjugate vaccination in Kenyan children. *PLoS One*. 2013;8(6): PubMed e67324.

34. Documento de posição da Organização Mundial de Saúde. Vacina pneumocócica conjugada para imunização infantil. *Weekly Epidemiol* Rec. 2007;82:93-107.

35. Conselhos e cidades unidos dos Camarões; http://cvuc.cm/national/index.php/fr/administrative-map/region-de-lextreme-nord-2?id=142. acedido em 2 de março de 2018

36. Google imagens, mapa da divisão de Fako. https://www.google.cm/search?q=HEALTH+MAP+OF+FAKO+DIVISION+CAMEROON&rlz=1C1AVNE_enCM716CM734&source=lnms&tbm=isch&sa=X&ved=0ahUKEwi30pq988zZAhWnKsAKHeDrBAEQ_AUICigB#imgrc=PXrK0geXNIfFuM acedido em 2nd março de 2018.

37. Dherani, M., Pope, D., Mascarenhas, M., Smith, K. R., Weber, M., e Bruce, N. Indoor air pollution from unprocessed solid fuel use and pneumonia risk in children aged under five years: a systematic review and meta-analysis. *Boletim do Órgão Mundial de Saúde* 2008; 86:390-8C.

38. Joshua, L. W., Kayoko, S., Esra, K., Cynthia, S. P., Roger, L., Robert, J. T., Lone, S., Weinberger, D. M. Impacto das vacinas conjugadas pneumoncócicas nas internações por pneumonia em subpopulação de alta e baixa renda no Brasil. (2017) *Clin. Infectious Disease,* 2017;65;11:1813-1818.

39. Gray D.M. e Zar H. J., Community-acquired pneumonia in HIV- infected children: a global perspective. (2010). *Curr Opin Pulm Med. 16(3):208-16*

40. Feldman C., Pneumonia associada à infeção pelo VIH. (2005) *Curr Opin Infect Dis. 18(2):165-70*

41. Ellinor Sterky, Rutger B. Ann L. Margareta E. e Anna Nilsson (2017) 176(3): 337-342.

42. Haber M., Barskey A., Baughman W, Barker l., Whitney C G., Shaw K M, Orenstein, W., Stephens D. S., Herd immunity and pneumococcal conjugate vaccine: a quantitative model. (2007). *Epub* 20;25(29):5390-8.

43. Organização Mundial de Saúde. Bases técnicas para as recomendações da OMS sobre o tratamento da pneumonia em crianças em unidades de saúde de primeiro nível. Genebra, Suíça: Organização Mundial da Saúde; 1991.

44. Scott JA, Wonodi C, Mod'si JC, Deloria-Knoll M, DeLuca AN, Karron RA, et al. A definição de pneumonia, a avaliação da gravidade e a padronização clínica no estudo Pneumonia Etiology Research for Child Health. Clin Infect Dis. 2012;54(Suppl 2):S109-16. doi: 10.1093/cid/cir1065.

45. Mulholland EK et al. Diagnóstico normalizado da pneumonia nos países em desenvolvimento. Jornal de doenças infecciosas pediátricas, 1992, 11: 77-81.

46. Von Renesse A, Schildgen O, Klinkenberg D, et al. Infeção pelo vírus sincicial respiratório em crianças internadas no hospital mas ventiladas mecanicamente por outras razões. *J Med Virol* 2009; 81:160-6.

47. Mamtani, M., Patel, A, Hibberd P. L., et al. Uma ferramenta clínica para prever a resposta falhada à terapêutica em crianças com pneumonia grave. *Pediatr Pulmonol* 2009; 44:379-86.

48. A cidade de Buea. www.ubuea.cm/about/the-town-of-buea/ acedido em 22-março-2018.

49. Grijalva, C. G., Nuorti, J. P., Arbogast, P. G., Martin, S. W., Edwards, K. M., Griffin MR. Decline in pneumonia admissions after routine childhood immunisation with pneumococcal conjugate vaccine in the USA: a time-series analysis [Declínio nos internamentos por pneumonia após imunização infantil de rotina com a vacina pneumocócica conjugada nos EUA: uma análise de séries temporais]. *Lancet.* 2007;369 (9568):1179-86.

50. Ayieko P, Griffiths UK, Ndiritu M, Moisi J, Mugoya IK, Kamau T, et al. Assessment of health benefits and cost-effectiveness of 10-valent and 13-valent pneumococcal conjugate vaccination in Kenyan children. *PLoS One.* 2013;8(6): PubMed e67324.

51. Documento de posição da Organização Mundial de Saúde. Pneumococcal conjugate vaccine for childhood immunisation (Vacina pneumocócica conjugada para imunização infantil). Wkly Epidemiol Rec. 2007;82:93-107 PubMed.

52. Torres-Rueda, S., Burchett, H. E. D., Griffiths, U. K., Ongolo-Zogo, P., Edengue, J. M., Kitaw, Y., Molla, M., Gelmon, L., Onyango-Ouma, W., Konate, M., Mounier-Jack, S., Introdução da nova vacina pneumocócica conjugada em quatro países da África Subsariana: uma análise transnacional dos impactos dos sistemas de saúde. *Afri Health Sci.* 2015;15(3):868-77.

53. Levy, C., Biscardi, S., Dommergues, M. A., Dubos, F. Hees, L., Levieux, K., Aurel, M., Minodier, P., Zenkhri, F., Cohen, R.: Pneumonia study group. Impacto do PCV13 na pneumonia adquirida na comunidade pelos níveis de proteína C reativa e procalcitonina em crianças. *Epub* 2017;5;35(37):5058-5064.

54. Koivula, I., Sten, M., Makela, P. H.: Factores de risco para a pneumonia nos idosos. *Am J Med. 1994; 96:313-320.*

55. White, R. J., Blainey, A. D., Harrospm, L. J., Clarke S. K. R.: Causes of pneumonia presenting to a district general hospital. *Thorax* 1981: 36: 566-570.

56. Barry, M. F., Woodhead, M. A., Macfarlane, J. T. Bartlett, C. L.R., McCracken, J. S., Wadsworth, J. e Miller, D. L.: Risk factors for community-acquired pneumonia diagnosed by general practitioners in the community. *Respir, Med.* (2000) 94, 422-427.

57. Habtamu, S., Araya, A., e Abera, K.: Association of biomass fuel use with acute respiratory infections among under-five children in a slum urban of Addis Ababa, Ethiopia. *BMC Saúde Pública.* 2014, 14:1122.

58. Adesinya, O. A., e Chiao C.: A multilevel analysis of lifestyle variations in symptoms of acute respiratory infection among young children under five in Nigeria (Uma análise multinível das variações do estilo de vida nos sintomas de infeção respiratória aguda em crianças com menos de cinco anos na Nigéria). *BMC Public Health.* 2016, 16:880.

59. Shibata, T., Wilson, J. L., Watson, L. M., LeDuc, A., Meng, C., Ansariadi, La Ane R., Manyullei, S., e Maidin, A.: Childhood acute respiratory infections and household environment in an Eastern Indonesian urban setting. *Int J Environ Res Public Health.* 2014;11(12):12190–203.

60. Mannino, D. M., Caraballo, R., Benowitz, N., and Repace, J.: Predictors of cotinine levels in US children: data from the Third National Health and Nutrition Examination Survey. Chest. 2001;120(3):718-24.

61. Laura, R., and Inessa, K. Parental risk perception of child exposure to tobacco smoke. *BMC Saúde Pública* 2015 15;90.

62. Ujunwa, F., e Ezeonu, C.: Factores de risco para infecções agudas do trato respiratório em crianças menores de cinco anos em Enugu Sudeste da Nigéria. *Ann Med Health Sci Res.* 2014;4(1):95-9.

63. Arifeen, S., Black, R. E., Antelman, G., Baqui, A., Caulfield, L., and Becker, S.: Exclusive breastfeeding reduces acute respiratory infection and diarrhea deaths among infants in Dhaka slums. Pediatrics. 2001;108(4):e67-e.

64. OMS. Programa para o controlo das infecções respiratórias agudas. Acute respiratory infections in children: case management in small hospitals in developing countries - A manual for doctors and other senior health workers. Genebra: Organização Mundial de Saúde; 1990.

65. Rahman, M., and Rahman, A.: Prevalence of acute respiratory tract infection and its risk factors in under five children. Age. 1997;23(2):47-50.

66. Sikolia, D. N., e Mwololo, K. H. C.: The prevalence of acute respiratory infections and the associated risk factors: a study of children under five years of age in Kibera Lindi village, Nairobi, Kenya. *J Natl Inst Public Health.* 2002; 51 (1):32-38.

67. Cerqueiro, M. C., Murtagh, P., Halac, A., Avila, M., e Weissenbacher, M.: Epidemiologic risk factors for children with acute lower respiratory tract infection in Buenos Aires, Argentina: a matched case-control study. *Rev infec Dis* 1990, 12 (Suppl 8): S1021-S1028.

68. Victora, C. G., Fuchs, S. C., Flores, J. A., Fonseca, W., e Kirkwood, B.: Fatores de risco para pneumonia em crianças de uma área metropolitana brasileira. *Pediatrics* 1994, 93(6 Pt 1):977-985.

69. Parker, L., Lamont, D. W., Wright, C. M., Cohen, M. A., Alberti, K. G. M. M., Craft, A. W. *Lancet* 1999, **353:**1151. cartas de investigação.

70. Maria, R. A. C., Simão, N. C., Siqueira, L. F. G., Fátima, M. A., e Luis, A. V. D.: Aglomeração de pessoas: fator de risco ou fator de proteção para doenças respiratórias inferiores em crianças pequenas? *BMC Saúde Pública* 2004*; 4:1471.*

71. Muthumbi, E, Brett, S. L., Cyprian, M., Getambu, E., Fergus, G. e Anthony, G. S.: Factores de risco para pneumonia adquirida na comunidade entre adultos no Quénia: um estudo de caso-controlo. 2017 *BMC Saúde Pública; 9:17*

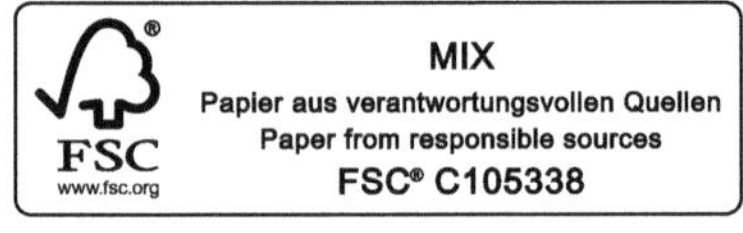

Printed by Books on Demand GmbH, Norderstedt / Germany